NICE
BE HAPPY
Love
GOOD DAY!

Bienvenue. . .

Et félicitation !

Car si vous ce livre entre les mains, cela signifie que vous avez décidé de changer, d'aller de l'avant et de ne plus souffrir d'anxiété. Et si quelqu'un vous a donné ce livre, c'est que vous avez de bons amis!

Ce livre est une boîte à outils.

Vous y trouverez :

- Des exercices pour comprendre les mécanismes de l'anxiété et ses répercussions sur votre corps et votre mental.
- Des exercices pour comprendre vos propres fonctionnements, et pour « vider votre sac ».
- Des astuces simples et des exercices amusant pour une gestion du stress léger au quotidien
- Des pratiques pour la gestion du stress sur le long terme.
- Des exercices pour développer votre confiance en vous.
- Des pages de coloriages pour vous détendre.

A propos de l'auteur

Qui suis-je ? Est-ce si important ? Je suis peut-être vous ?

Tout d'abord, vous devez savoir que je ne suis pas un psychologue, je ne suis pas un médecin, je ne suis pas un gourou.

Je suis un homme, né dans les années 80. J'ai fait beaucoup de choses dans ma vie. J'ai eu différents emplois, dans des domaines très différents. J'ai pratiqué plusieurs sports, et je me suis intéressé à de nombreux hobbies. J'ai rencontré de nombreuses personnes très différentes.

Ce que vous devez savoir sur moi, c'est que je suis une personne très anxieuse. Je vis avec cela depuis mon enfance. J'ai souffert des tourments de l'anxiété pendant des années.

J'ai toujours essayé de m'améliorer, tant dans ma vie professionnelle que personnelle. Et l'anxiété était un ennemi redoutable qui m'empêchait d'avancer.

Alors j'ai dit STOP.

Pendant des années, j'ai observé mes comportements et ceux des autres. J'ai étudié, j'ai testé des pratiques, j'ai encore étudié. J'ai compris et appris beaucoup de choses. Comme je m'étais beaucoup formé, et que j'avais même obtenu de beaux diplômes, je suis devenu coach d'entreprise pendant un temps.

Et s'il n'y avait qu'une seule chose à retenir, c'est que nous sommes responsables de notre anxiété. Une deuxième chose à retenir ? L'anxiété ne disparaît jamais. N'attendez pas un miracle ou une intervention divine, et ne comptez pas sur les médicaments. Mais la bonne nouvelle, c'est que vous pouvez contrôler votre anxiété. Et ce n'est pas si compliqué. En fait, c'est comme apprendre à jouer de la guitare (ou du piano, qu'importe). Vous ne pouvez pas simplement prendre une guitare pour la première fois et jouer une mélodie compliquée. Vous devrez vous entraîner, encore et encore. Contrôler votre anxiété, votre stress, c'est la même chose.

C'est ce que je propose dans ce livre : une multitude de petits exercices pour comprendre et contrôler votre anxiété. Vous constaterez que certains d'entre eux vous correspondent, d'autres non. C'est normal, chaque personne est différente. Ce que je vous demande, c'est d'essayer chaque exercice, plusieurs fois si possible. Encore une fois, il n'y a pas de miracle. Donnez-vous du temps. Considérez ce livre comme un début, comme le premier pas (souvent le plus difficile). Et surtout, gardez en tête cette citation : La meilleure façon d'échouer ? S'arrêter avant de réussir.

L'anxiété, cette chose étrange

Nous ressentons tous de l'anxiété à un moment ou à un autre. Certains d'entre nous s'en débarrassent très rapidement, d'autres ne l'éprouvent qu'en de rares occasions. Et puis il y a ceux qui vivent avec au quotidien, ceux pour qui l'anxiété est un poison. Peut-être êtes-vous l'un d'entre eux ?

Mais qu'est-ce que l'anxiété ? Il existe de nombreuses définitions. Certains diront "c'est la peur". Et je dirais "oui et non". L'anxiété n'est pas vraiment la peur, c'est sa jumelle diabolique.

La peur est une chose naturelle. C'est la réponse directe à un danger ou à une menace. La peur nous prépare à nous échapper, à adopter une position défensive, voire à nous battre.

L'anxiété est une émotion dirigée vers le futur (proche ou lointain), dans lequel nous ne sommes pas prêts à affronter des événements négatifs, le plus souvent hypothétiques.

La peur vit dans le présent, l'anxiété vit dans le futur.

La peur est liée à une situation réelle, l'anxiété ne l'est pas.

Imaginez...

Vous regardez tranquillement la télévision. Soudain, une araignée apparaît juste là, à côté de vous. Vous sautez, vous vous enfuyez, vous criez. **C'est la peur**.

Mais imaginez ceci...

Vous regardez la télévision tranquillement. Tranquillement ? Vraiment ? Non, parce que vous regardez toujours autour de vous. Les murs, le plafond, sous le canapé. Pourquoi ? Au cas où une araignée apparaîtrait. Et vous faites ça tous les jours.

Il n'y a pas d'araignée. Mais vous avez peur... Et vous vous concentrez sur cette peur. **C'est l'anxiété.**

D'ailleurs, combien de fois avez-vous été anxieux à propos de quelque chose qui, finalement, n'est jamais arrivé ?

Combien de fois avez-vous imaginé le pire, alors qu'il ne s'est jamais produit ?

Méditez sur celà...

Guerre. . .

"Si tu connais l'ennemi et que tu te connais toi-même, tu n'as pas à craindre le résultat de cent batailles. Si tu te connais toi-même mais pas l'ennemi, pour chaque victoire remportée tu subiras aussi une défaite. Si tu ne connais ni l'ennemi ni toi-même, tu succomberas dans chaque bataille."

Sun Tzu, The Art of War

Oui, nous allons entrer en guerre. Mais c'est une guerre pacifique. Il n'y aura ni brutalité ni violence.

Au contraire, nous irons à la guerre en souriant, avec amour !

En réalité, cette guerre, ce combat, c'est contre nous-mêmes.

L'anxiété est un ennemi que nous avons créé nous-mêmes. Elle est à l'intérieur de nous. Nous n'allons certainement pas commencer une guerre meurtrière et essayer de tuer l'anxiété. Après tout, elle fait partie de nous.

En fait, nous allons l'apprivoiser, et apprendre à vivre avec elle, en toute sérénité.

Mais même si ce combat est pacifique, cela reste un combat !

Et un combat demande de la concentration, de l'entraînement, parfois un peu de souffrance, pour vivre mieux, pour vivre libre.

Et paix!

Comme le dit si bien Sun Tzu, nous devons connaître notre ennemi aussi bien que nous nous connaissons nous-mêmes.

Comprenez que vous devez donc savoir qui vous êtes, au plus profond de vous-même.

Comprenez aussi que vous devez connaître votre ennemi, et comprendre sa stratégie.

Êtes-vous prêt pour cette guerre ?

Oui ?

Alors allons-y.

Prenez vos armes : Votre sourire, votre bonne humeur, et surtout votre amour pour vous-même.

Déclaration de guerre

La première étape consiste à déclarer la guerre à l'anxiété. Rappelez-vous, une guerre pacifique.

Donc, dans ce premier exercice, nous allons écrire à notre anxiété.

Expliquez-lui qu'elle est devenue trop envahissante et que vous ne pouvez pas vivre avec elle en paix.

Expliquez-lui ce qu'elle vous fait et comment elle vous affecte dans votre vie.

Expliquez-lui que vous voulez retrouver votre liberté et ce que vous allez en retirer.

Expliquez-lui que vous regrettez d'être dans cette situation depuis si longtemps. Pardonnez à votre ennemi, et pardonnez -vous, car VOUS avez créé ce petit monstre, ce dictateur de vos émotions.

Expliquez que vous allez la combattre, avec AMOUR mais avec FORCE.

Ecrivez votre déclaration de GUERRE

Chère Anxiété,

THE ONLY TIME YOU SHOULD EVER LOOK BACK IS TO SEE HOW FAR YOU'VE COME

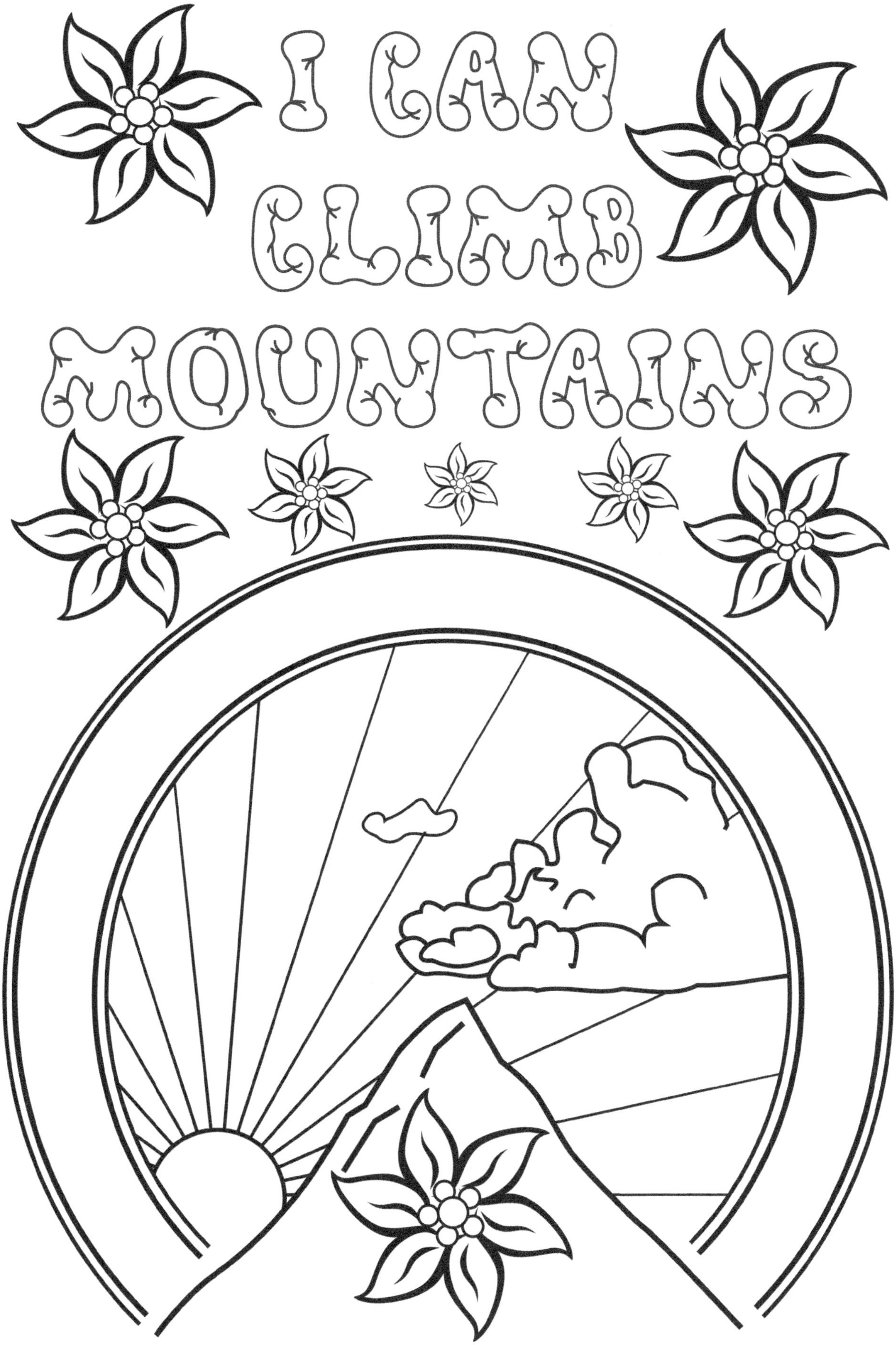
I CAN
CLIMB
MOUNTAINS

Mon corps

L'anxiété agit sur notre corps, et il est important d'identifier ses effets avec précision.

Pour beaucoup de personnes, le stress agit différemment selon sa cause.

Pour moi, si quelque chose me fait peur (une réunion, un rendez-vous), j'ai des nausées.

Si je suis en colère, j'ai la nuque raide, et des maux de tête.

Identifier les effets sur notre corps nous aidera à prévenir le stress.

Avez-vous des tensions musculaires ? Essayez le yoga ou le Qigong.

Vous avez des maux d'estomac ? Essayez des exercices de respiration.

N'hésitez pas à en parler à votre médecin, qui saura vous conseiller.

Identifiez les zones de votre corps qui sont affectées par le stress.

Et amusez-vous ! Si vous avez mal à la tête, dessinez une fleur sur votre front. Vous avez mal au ventre ? Dessinez un petit nuage sur votre estomac.

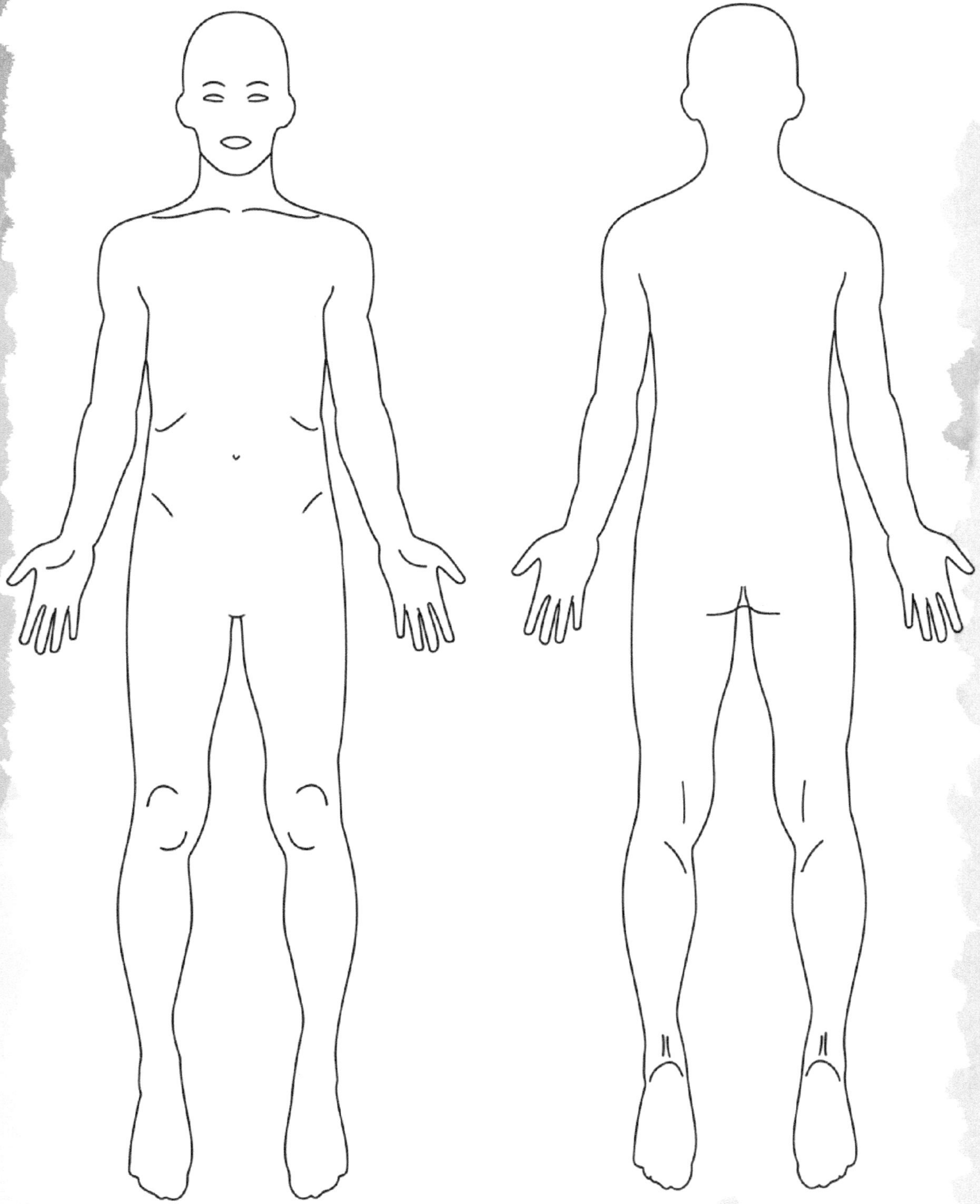

Mon sac à soucis

Nous avons tous des soucis, et nous les portons chaque jour. Et souvent, nous en ajoutons, encore et encore.

Notre « sac à soucis " devient de plus en plus lourd.

Il est temps de l'ouvrir et de voir ce qu'il contient. C'est la première étape pour faire le ménage.

Faites la liste de tous les soucis que vous avez dans votre sac.

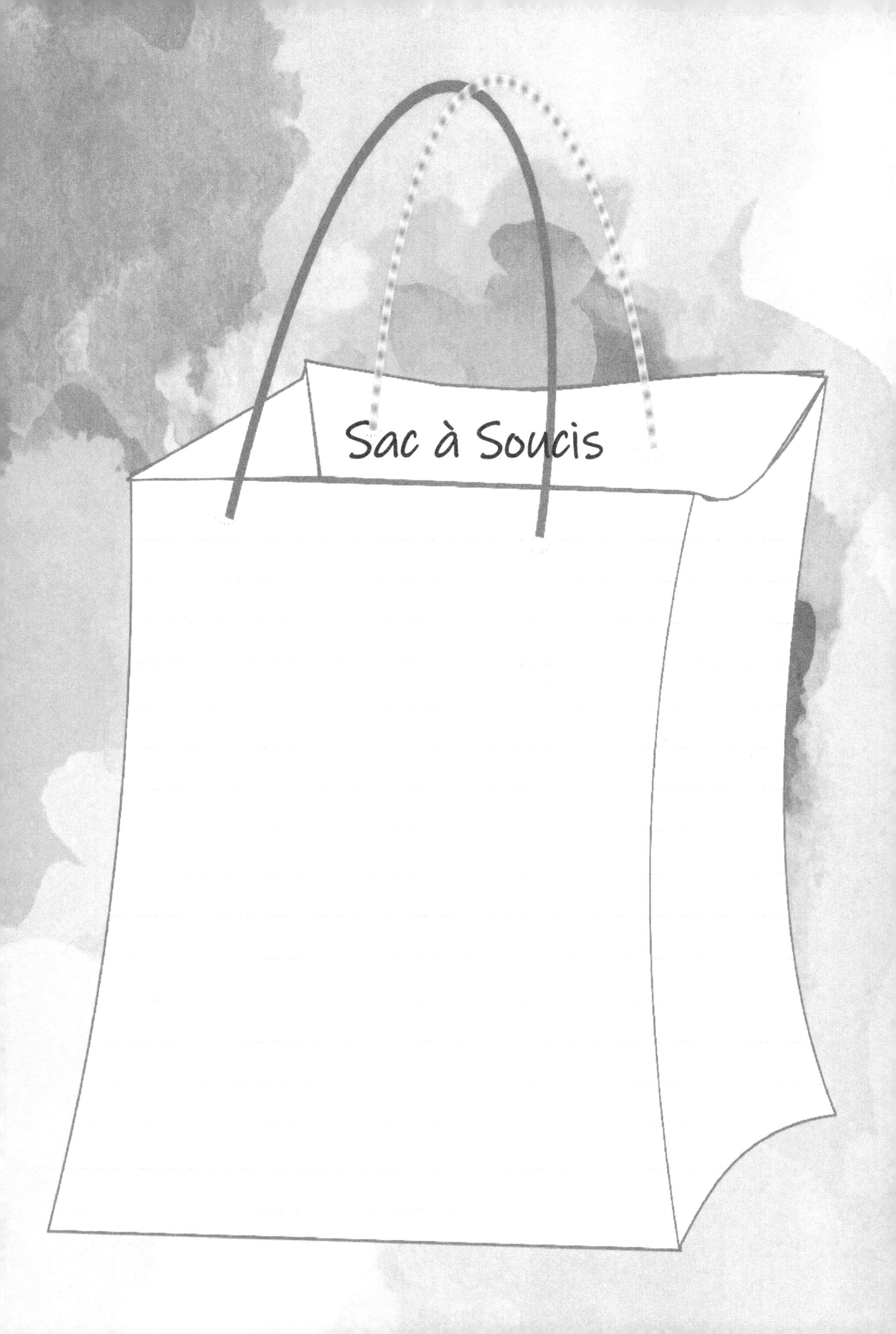
Sac à Soucis

Playlist anti stress

La musique est un outil très intéressant pour tenir à distance les émotions négatives, l'anxiété et la morosité.

Quels que soient vos goûts musicaux, que vous aimiez le rock ou la musique classique, le hip hop ou la pop. Une seule consigne : Pas de musique triste !

Créez dès maintenant votre liste de lecture anti-stress.

Emportez votre musique partout où vous le pouvez.

Un petit moment d'angoisse ?

Mettez la musique !

Ma playlist anti-stress

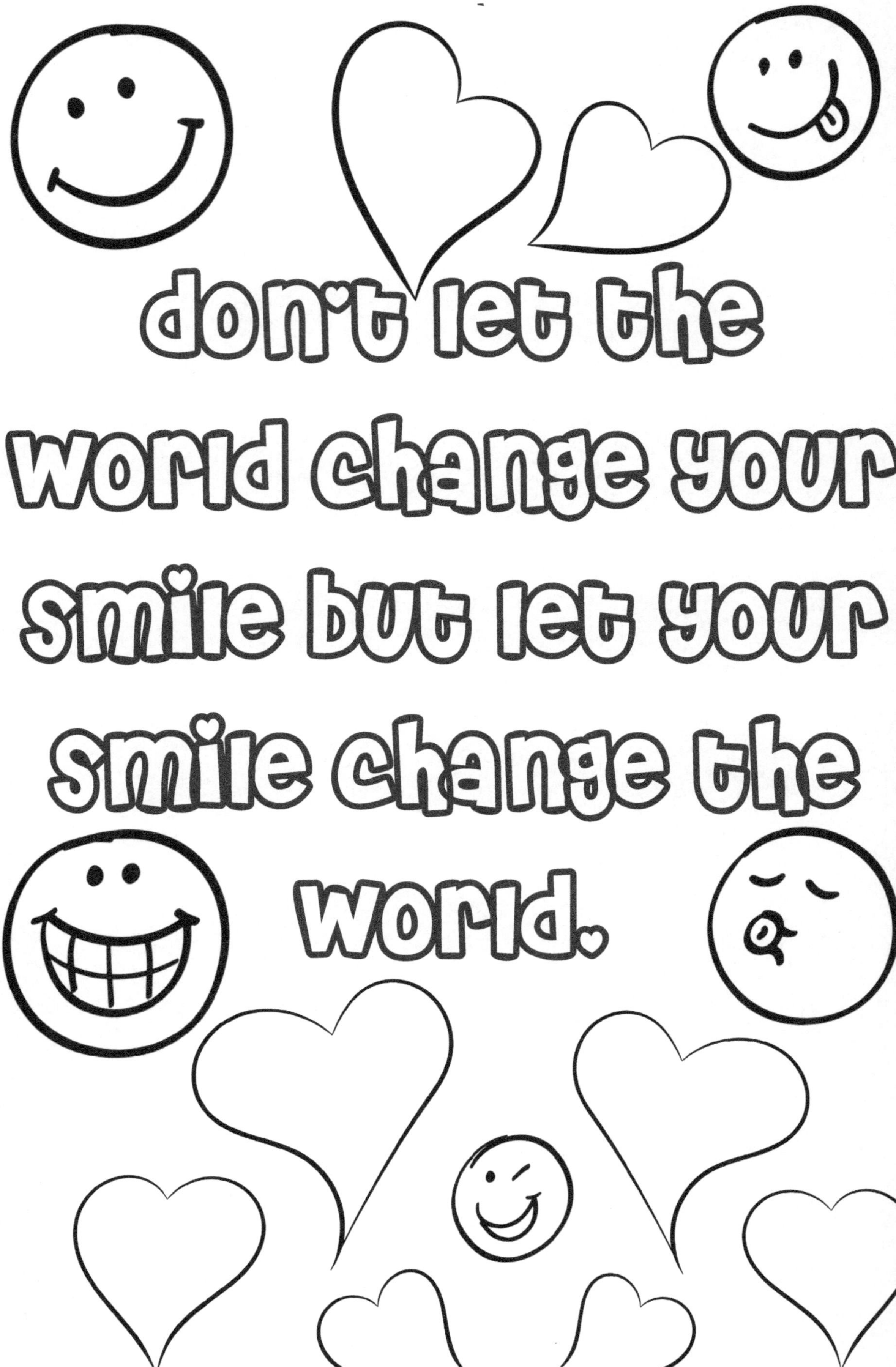
don't let the
world change your
smile but let your
smile change the
world.

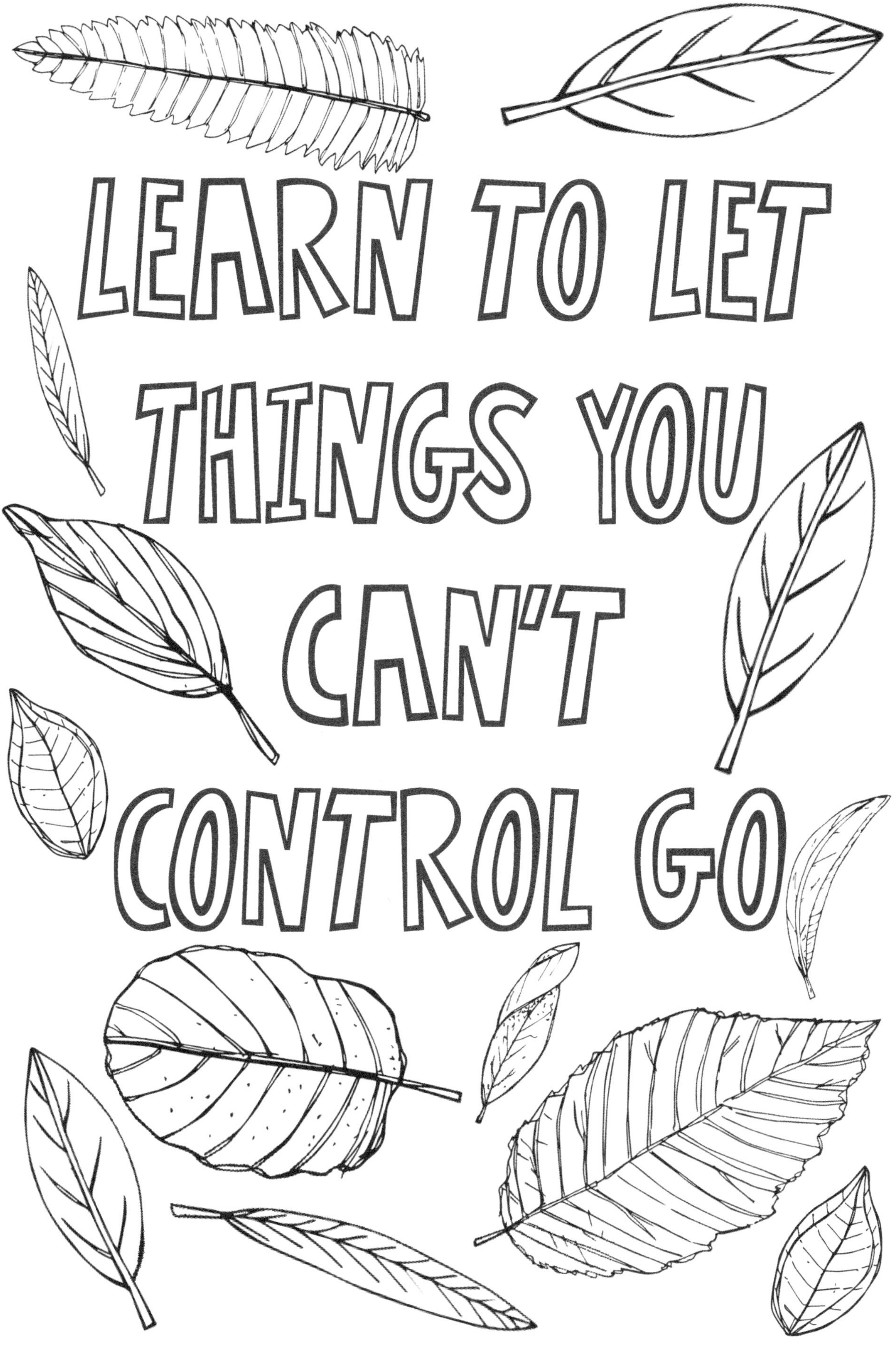
LEARN TO LET
THINGS YOU
CAN'T
CONTROL GO

Valeurs personnelles

Nos valeurs personnelles sont nos piliers.

Elles guident nos choix et nos actions, et donnent un sens à notre vie. Elles sont une arme redoutable contre le stress !

Nos valeurs personnelles nous aident à nous concentrer sur les choses importantes. Elles nous aident à nous concentrer sur nous-mêmes. Plus on se connaît, plus on est fort.

Concrètement, une valeur personnelle est une règle morale. Chacun a ses propres valeurs, et chacun donne une signification spécifique à ces valeurs.

Prenons par exemple la valeur de l'honnêteté :

Cela signifie-t-il être honnête avec soi-même ou avec les autres ? L'honnêteté signifie-t-elle que l'on se permet de tout dire ? Cela signifie-t-il que nous ne supportons pas les personnes qui ne sont pas honnêtes ?

Chacun aura sa propre définition de l'honnêteté, et idem pour chaque valeur personnelle.

Mais pourquoi voudriez-vous connaître vos valeurs personnelles ?

Eh bien, tout simplement pour savoir qui vous êtes vraiment. Connaître ses valeurs, c'est connaître ses forces, mais aussi ses faiblesses. Si l'honnêteté est une de vos valeurs, et qu'un de vos collègues est malhonnête, c'est pour cela que vous ne le supportez pas, c'est pour cela qu'il vous stresse, c'est pour cela que vous avez peut-être peur de lui.

L'objectif de cet exercice ? Développer la confiance en soi, l'estime de soi et faire des choix clairs qui ont du sens.

Comment identifier clairement vos valeurs personnelles ?

Cela demande un peu de réflexion et d'être honnête avec soi-même.

Il existe de nombreuses méthodes, mais celle que je préfère est aussi la plus simple à mon avis.

Posez-vous ces quelques questions :

Qu'est-ce qui me rend vraiment heureux ? Qu'est-ce que j'aime faire et pourquoi ?

Qu'est-ce qui me met vraiment en colère ?

Quelles sont les personnes, réelles ou imaginaires, que j'admire le plus et pourquoi ?

Quelles sont les personnes, réelles ou imaginaires, que je déteste le plus et pourquoi ?

Tournez pour continuer

Mes valeurs

Vous devez trouver au moins 5 valeurs personnelles, et 10 ou 12 maximum. Et vous devrez développer chaque valeur, mettre des mots derrière chacune d'entre elles.

Voici un exemple personnel :

La valeur personnelle la plus importante pour moi est le respect. Pour moi, le respect, c'est être conscient des autres. Voici un exemple concret : Je ne supporte pas les gens qui essaient de passer devant les autres dans une file d'attente. Cela me met en colère, vraiment. Autre exemple : les gens qui laissent leur chien faire ses besoins sur le trottoir. Pour moi, c'est un manque de respect envers les autres.

Maintenant, c'est ton tour.

C'est un exercice très important, croyez-moi. Vous comprendrez ce qui peut vous mettre en colère, mais aussi ce que cela a à voir avec vos peurs et vos angoisses. Vous comprendrez qui vous êtes.

Prenez le temps, faites cet exercice aussi sérieusement que vous le pouvez.

Une fois que vous avez terminé, et que vous avez trouvé vos valeurs personnelles, écrivez-les dans le drapeau.

C'est votre étendard !

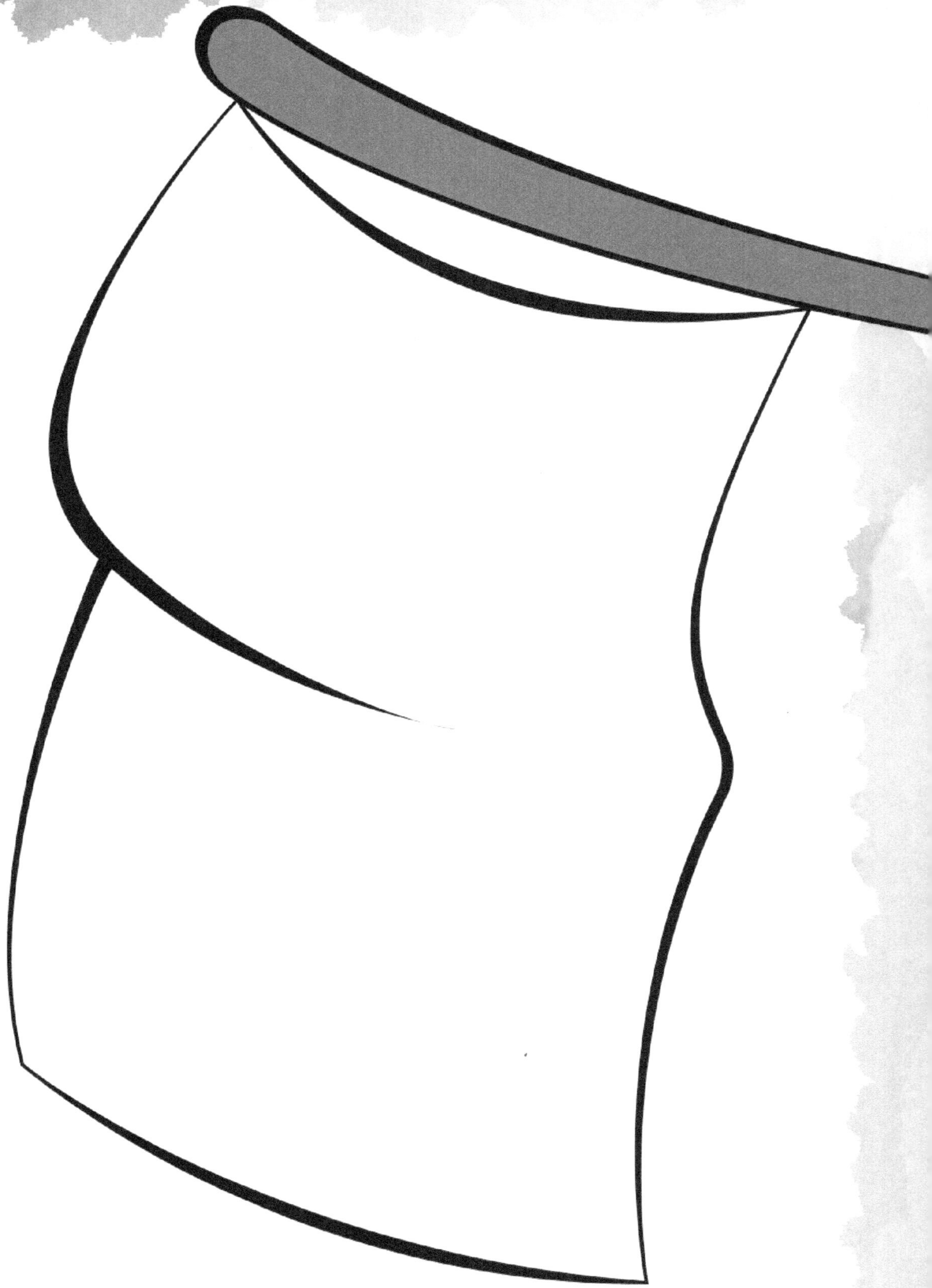

Lettre à ...

Une personne en particulier vous rend-elle anxieux/ anxieuse ?

Ou vous met-elle en colère ?

Il est parfois très difficile d'exprimer ce que l'on ressent. Nous gardons donc notre peur ou notre colère à l'intérieur, et c'est très mauvais.

Il est temps de s'en libérer.

Écrivez une lettre à la personne qui vous cause le plus d'anxiété, de colère, de mauvais sentiments.

Dans cette lettre, vous devez expliquer à cette personne ce que vous ressentez vraiment. Soyez honnête, soyez franc.

Ne vous contentez pas de dire (ou d'écrire) votre colère et vos craintes. Allez au cœur de vos sentiments. Reliez-les à vos valeurs.

Il n'est pas nécessaire de le ou la faire lire, je vous rassure. Mettez simplement des mots sur ce que vous ressentez.

...

Maintenant vous pouvez garder cette lettre, la déchirer, la brûler... Mais il est interdit de la relire. Laissez votre anxiété s'échapper avec ces mots.

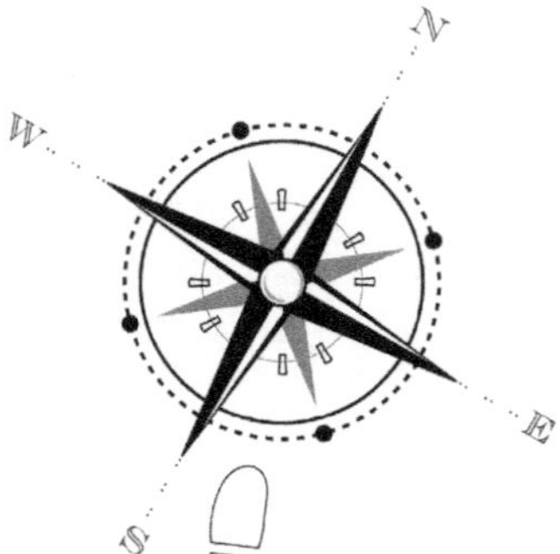

A LONG

TRAVEL

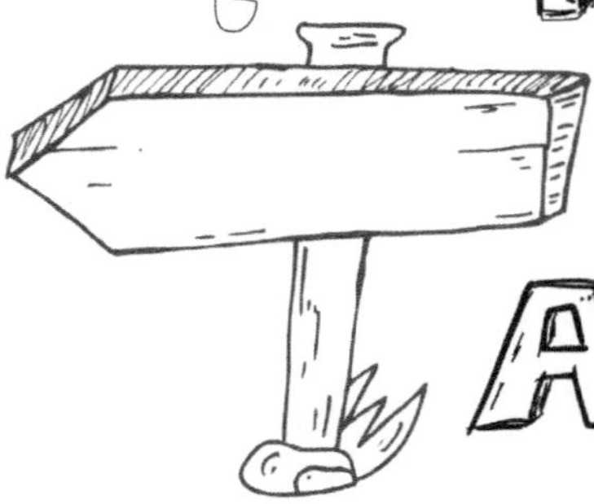

ALWAYS

BEGINS WITH

THE FIRST STEP

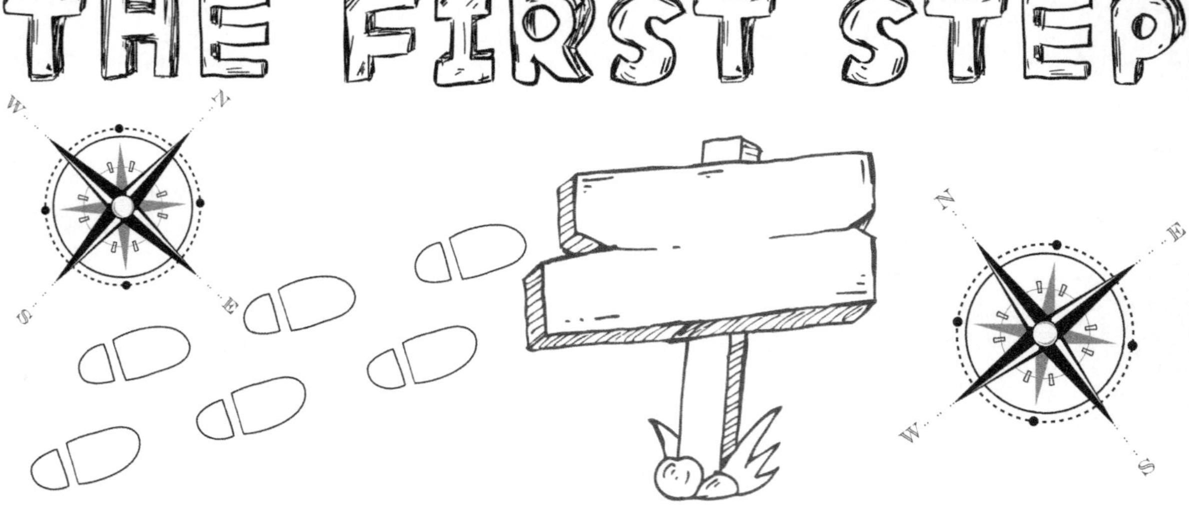

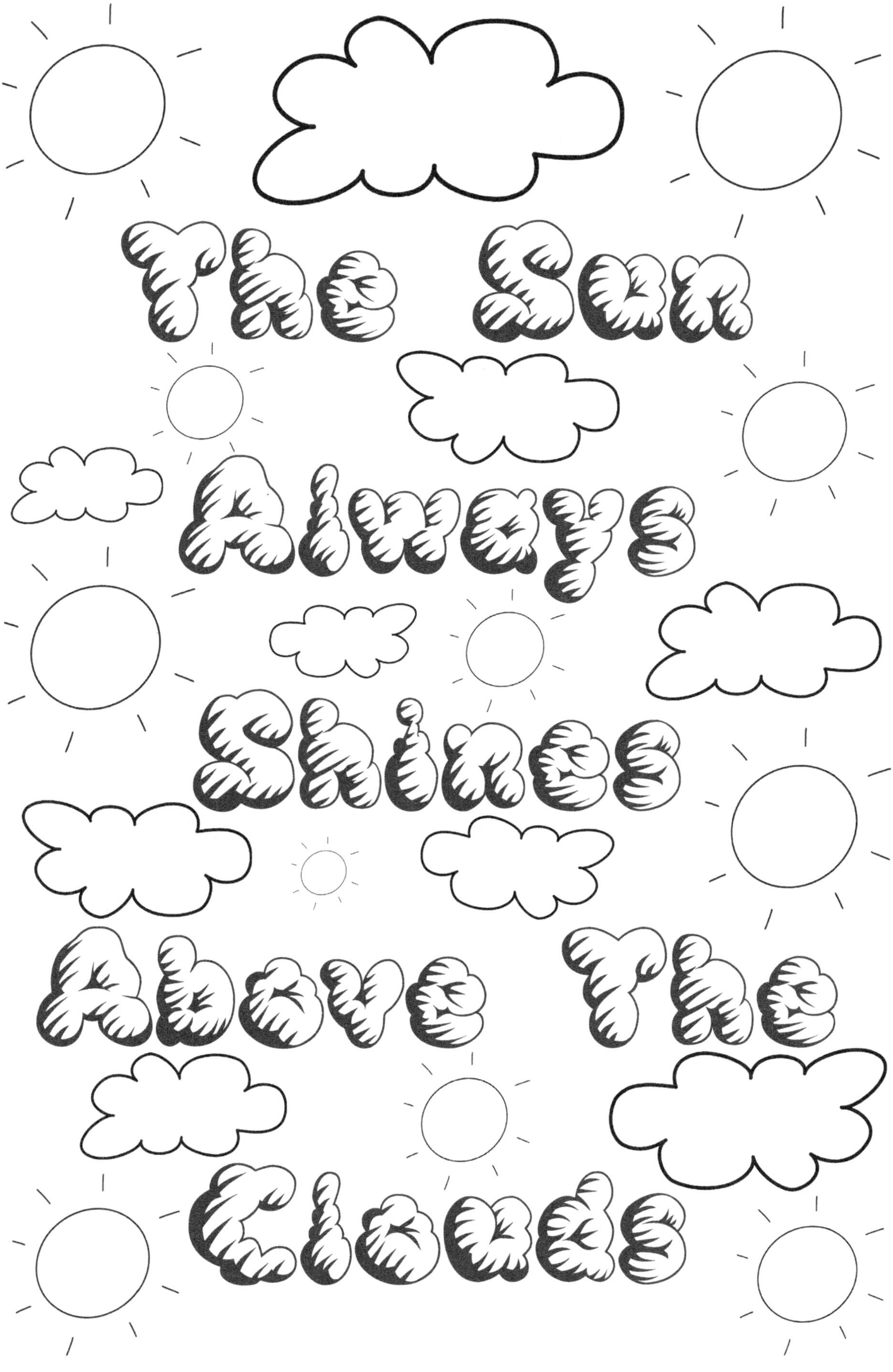
The Sun
Always
Shines
Above The
Clouds

Mes peurs

Être anxieux, c'est avoir peur de quelque chose. Quelque chose, mais quoi ? C'est une question très intéressante.

Parfois, nous avons peur d'une situation, ou de quelqu'un, mais la vraie peur est ailleurs, en nous.

Avez-vous peur de votre patron ? Mais avez-vous vraiment peur de lui ? Ou plutôt, peur de perdre votre emploi (peur de la précarité) ? Peur de ne pas être performant (et peut-être de décevoir) ? Peur d'être réprimandé (et peur de l'autorité) ?

Peur d'aller parler à ce beau garçon (ou cette belle fille) ? Avez-vous vraiment peur de lui parler ? Ou avez-vous peur d'être rejeté ? De vous sentir ridicule ? Avez-vous peur de vous-même ?

Vous voyez, souvent, ce dont nous avons peur n'est qu'une projection. Notre peur est plus profonde en nous.

Vous allez maintenant devoir penser à tout ce qui vous effraie. Votre patron ? Un collègue ? Votre mère ? Les chiens ? La pauvreté ? Le succès ?

Et essayez de découvrir quelle est votre véritable peur.

Dans chaque nuage, écrivez qui ou quoi vous fait peur. Puis, dans une couleur différente, écrivez votre vraie peur.

Bulles de savon

Voici un petit exercice amusant qui fonctionne bien pour les petits tracas du quotidien.

Vous pouvez le faire mentalement, ou utiliser de vraies bulles de savon. Vous savez, ce petit jouet avec du savon et de l'eau qui fait des bulles lorsque vous soufflez dessus.

Pensez à l'un de vos soucis. Fermez les yeux. Pensez-y vraiment, pensez-y très fort. Imagine-le dans ta bouche. Inspirez lentement.

Maintenant, ouvrez les yeux. **Soufflez et enfermez le souci dans une bulle de savon.**

Dites-lui au revoir et regardez-la s'envoler, loin, très loin.

Coloriez ce dessin, juste pour le plaisir.

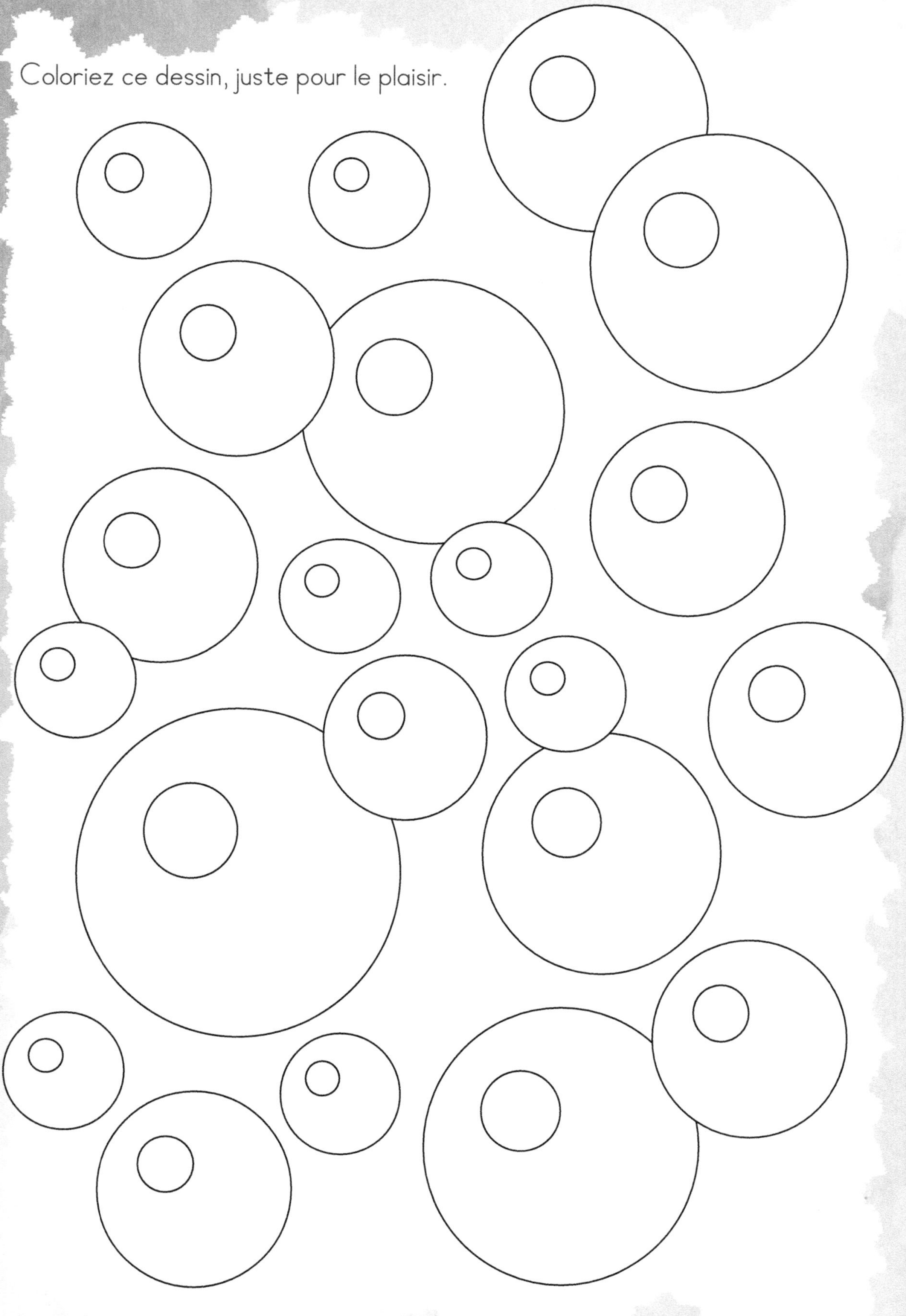

Le monstre

L'anxiété est comme un petit monstre.

Donne-lui un nom ! Le mien s'appelle Jack.

Jack est là, caché en moi (ou en vous).

Jack n'est pas vraiment méchant. Mais il aime me tourmenter.

Jack existe grâce à moi, grâce à vous, du moins en partie.

Il est temps d'apprendre à le connaître !

Dessinez votre petit monstre, donnez-lui un nom.

Jack, mon monstre, a de grands yeux effrayants mais il ne voit pas très bien. Il est bleu (je n'aime pas le bleu) et a des petites griffes pour s'accrocher à moi. Parfois, il me murmure des choses effrayantes.

Mistakes are proof that you are trying

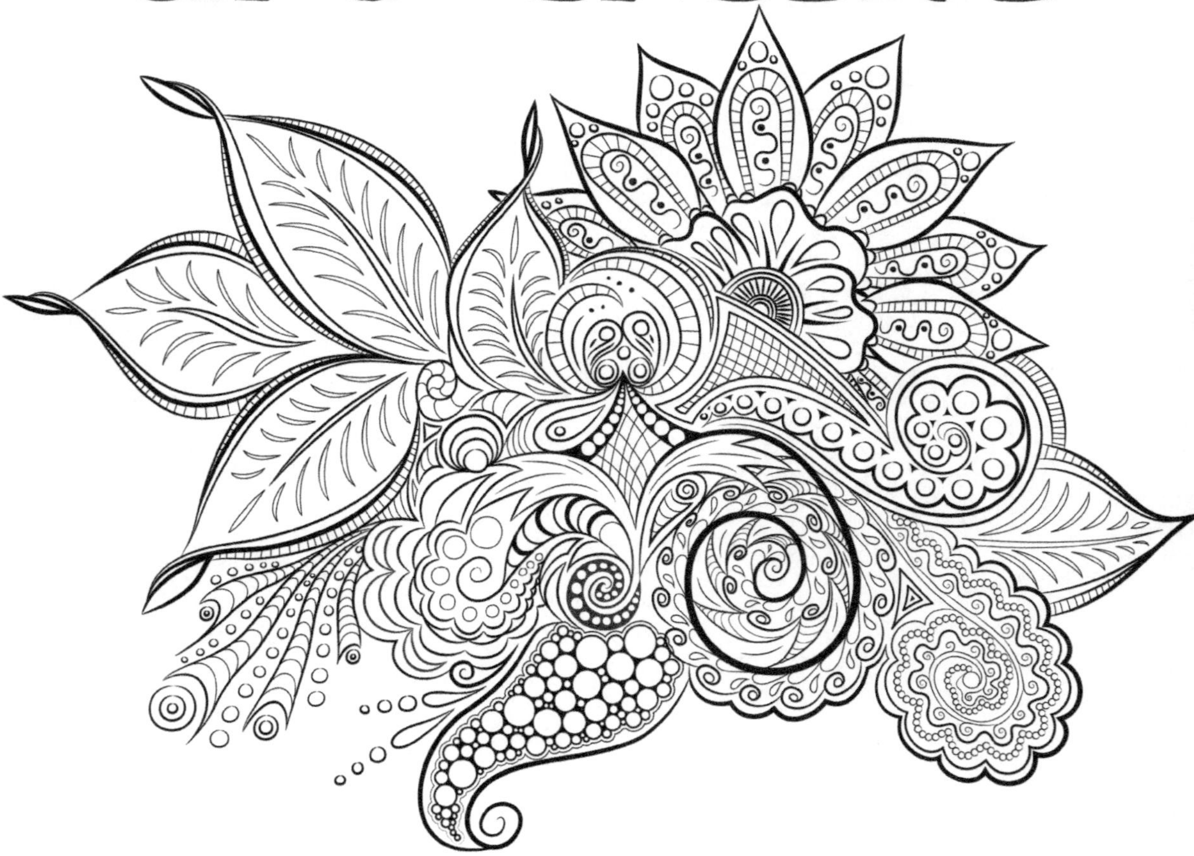

CATCH YOUR DREAMS

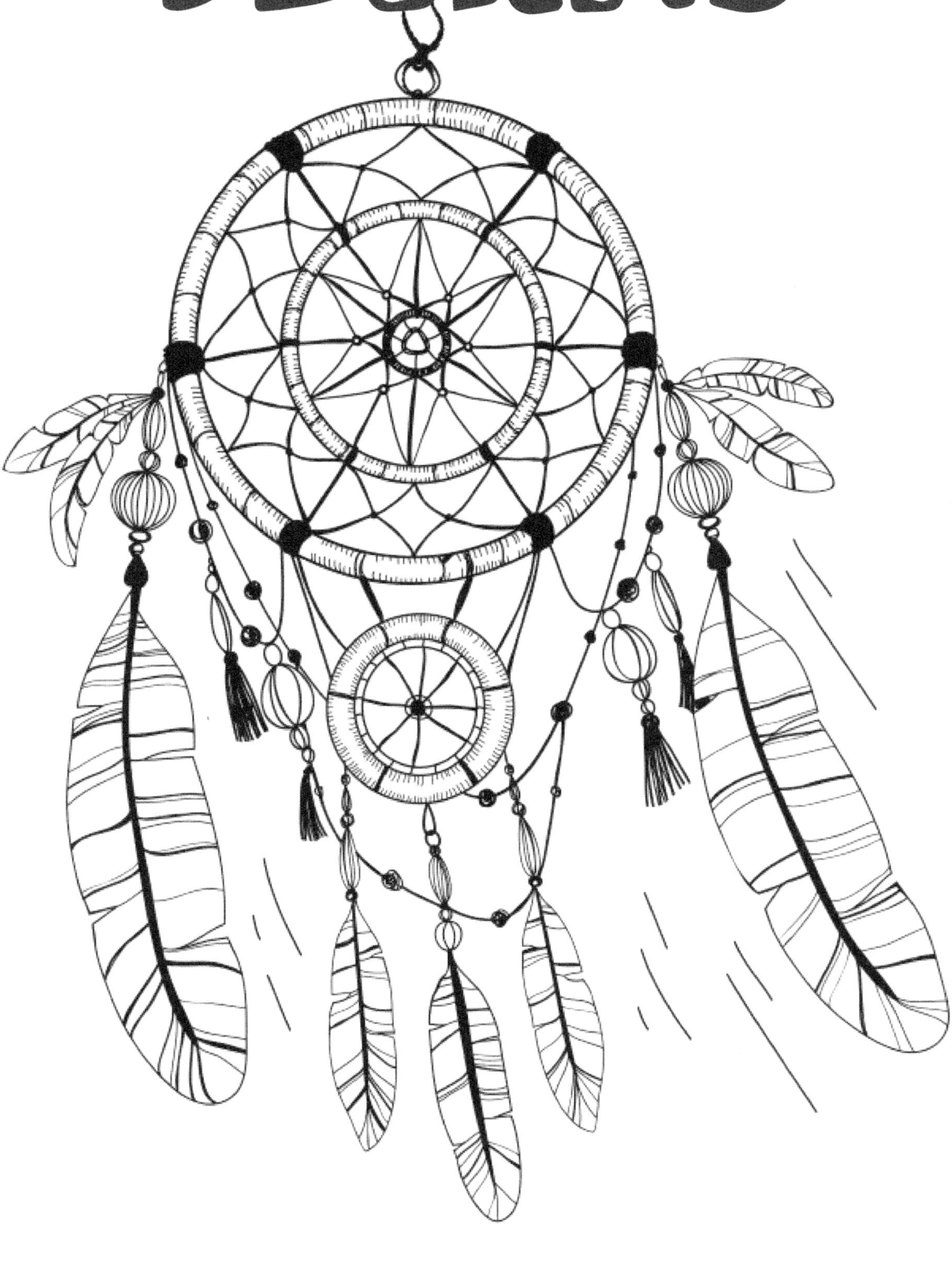

Le repas du monstre

Souvent, au cours de la journée, nous nourrissons notre anxiété, notre stress, avec un tas de petites choses sans importance.

Sans importance ? Vraiment ?

Alors pourquoi les gardons-nous avec nous ? Pourquoi pensez-vous encore à ce type qui vous a énervé sur la route ? Pourquoi n'oubliez-vous pas cette discussion désagréable avec votre patron ? Pourquoi êtes-vous encore en colère à cause de votre problème d'ordinateur de ce matin ?

Toutes ces petites choses sont vraiment sans importance, mais elles vous empoisonnent la vie.

Pourquoi ?

Parce que vous y pensez encore et encore.

Parce que vous nourrissez le monstre.

Eh bien, il est temps pour le monstre de faire un petit régime. Nous allons jeter toutes ces petites choses sans importance qu'il ne devrait pas manger.

Nous avons besoin d'une poubelle.

Trouvez une petite boîte, ou un pot à crayons, ou fabriquez une petite poubelle en carton (regardez sur internet, il y a plein de tutoriels). Elle doit être jolie, pas trop grande.

Si possible, mettez-la à l'entrée de votre maison ou sur votre bureau.

Préparez des petits bouts de papier et un crayon.

Lorsqu'une petite chose sans importance vous cause du stress ou de l'anxiété, écrivez-la sur une feuille de papier. Regardez-la.

Allez-vous vraiment donner cela en pâture au monstre ?

NON

Puis respirez, souriez et jetez le papier à la poubelle.

La fleur

Vous êtes comme une fleur.

Chaque pétale est différent, et c'est ce qui rend la fleur si unique, et si belle.

Et vous, en quoi êtes-vous unique ? Quelles sont vos qualités ?

Ecrivez votre nom au milieu de la fleur, ou collez votre photo.

Écrivez une de vos qualités sur chaque pétale. Tous les pétales doivent être remplis.

Puis coloriez votre fleur.

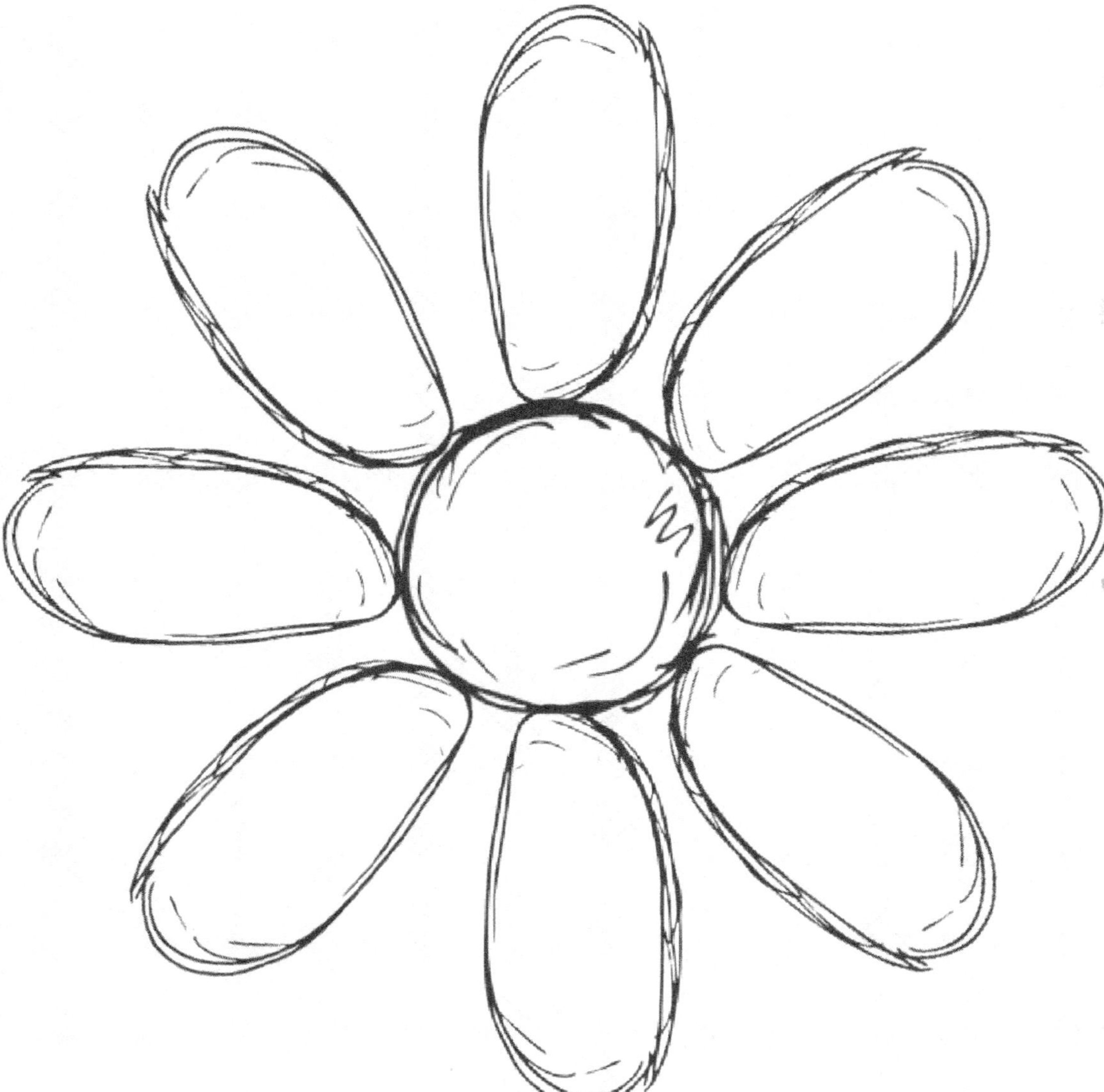

Regardez cette fleur aussi souvent que possible. Elle doit s'imprimer dans votre esprit.

Cette fleur, c'est vous !

Tatouage et protection

Saviez-vous que dans les temps anciens, les tatouages n'étaient pas seulement décoratifs ?

Selon les croyances, **ils donnaient de la force et du courage, assuraient une protection ou guérissaient le corps et l'esprit.**

Ils peuvent être faits de dessins, de symboles, de mots.

Il est temps pour vous de dessiner votre tatouage de protection.

Je vous rassure, vous n'avez pas besoin de vous faire réellement tatouer...

Et si vous ne savez pas dessiner, découpez des images, faites des collages.

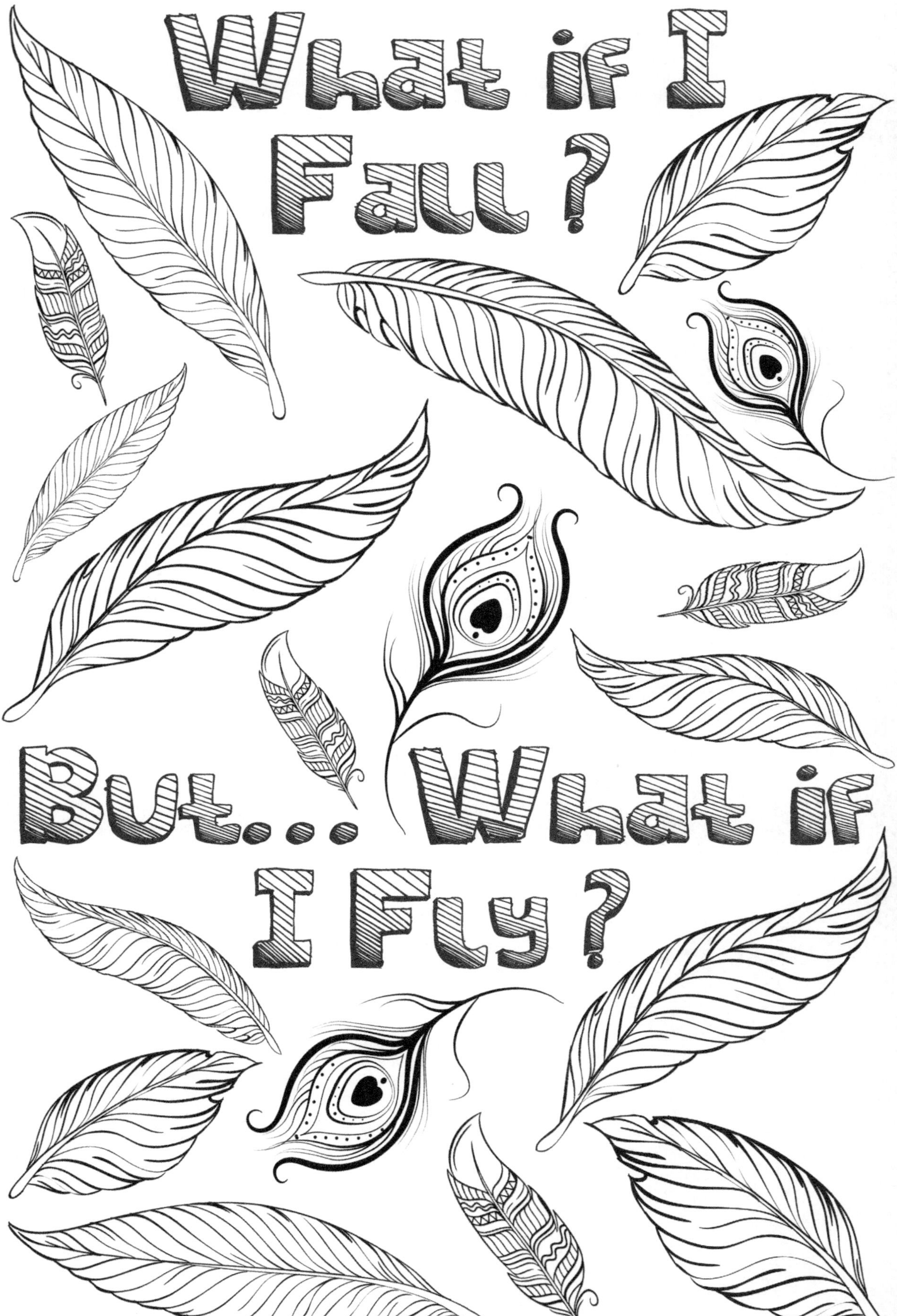
What if I Fall ?
But... What if I Fly ?

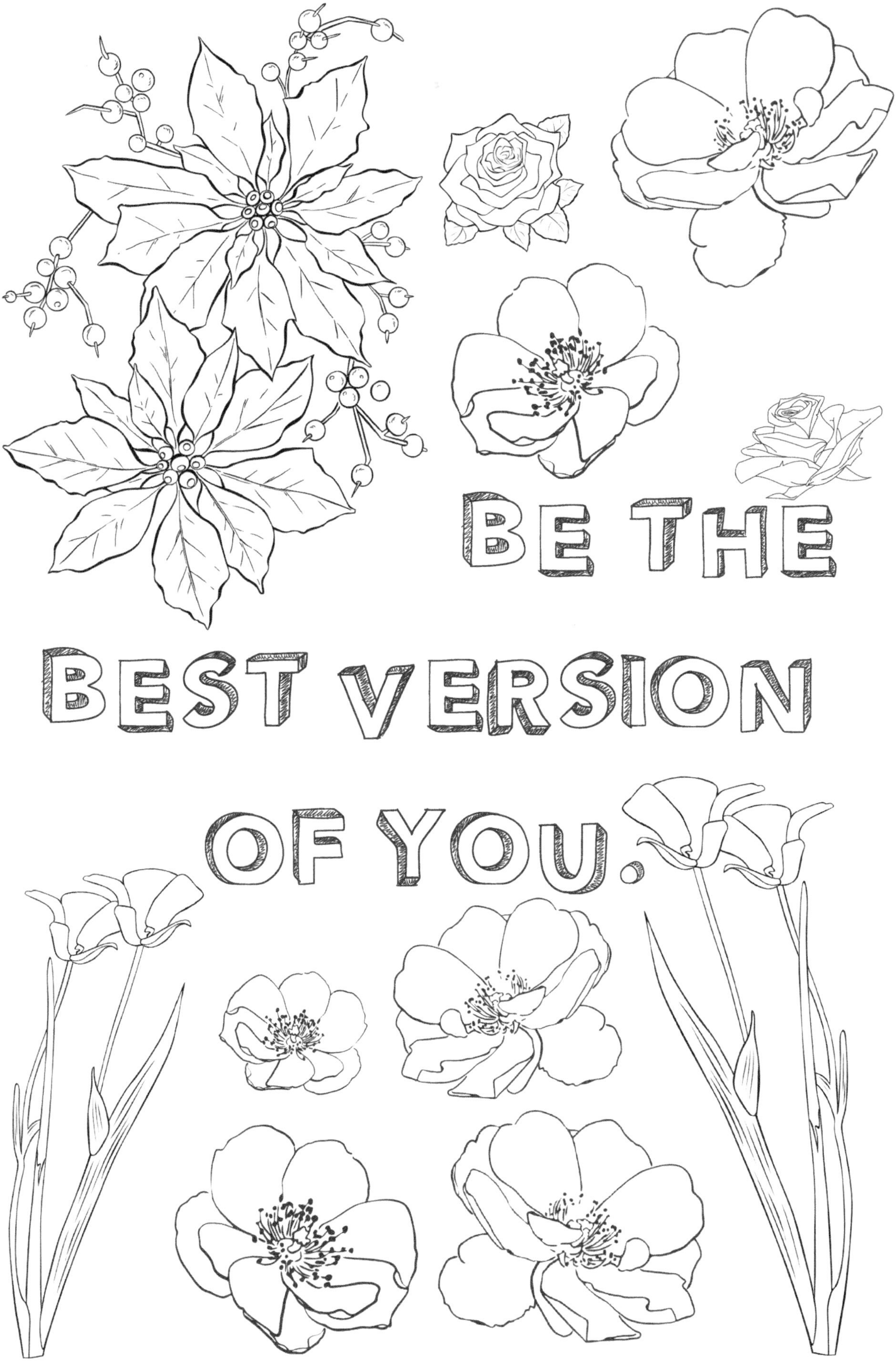
BE THE
BEST VERSION
OF YOU.

Eruption volcanique

Parfois (souvent?), nous gardons nos angoisses, nos peurs, notre colère en nous.

Nous nourrissons notre stress et c'est une très mauvaise chose.

Alors, comme un volcan, nous allons cracher cette lave brûlante.

Écrivez des phrases courtes ou des mots dans la lave du volcan.

Que voulez-vous dire ? A qui ?

Ne soyez pas poli, écrivez ce que vous pensez vraiment.

Puis prenez ce livre, sortez et criez tout ce que vous avez écrit. Si vous vivez en ville ou si vous avez des voisins à côté de chez vous, prenez votre voiture et allez faire un tour.

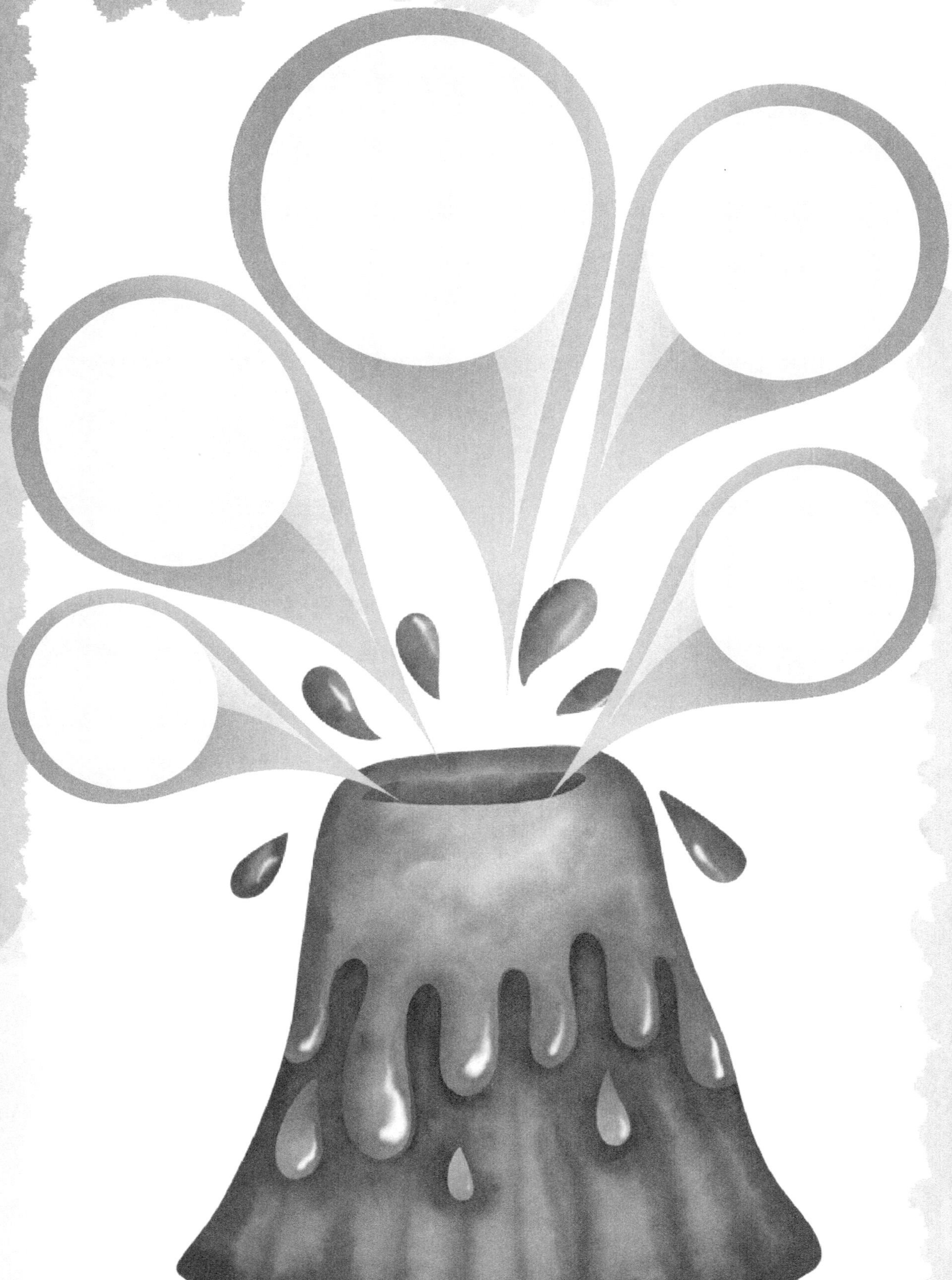

Cohérence cardiaque

La cohérence cardiaque est une méthode de relaxation basée sur la respiration.

Elle permet de retrouver rapidement une pleine sérénité, un calme émotionnel et une meilleure concentration. Elle peut également aider à lutter contre la dépression et la tension artérielle.

Lorsque vous êtes détendu et calme, votre rythme cardiaque est régulier et harmonieux. Vous êtes en "cohérence cardiaque".

En revanche, lorsque vous êtes stressé, votre coeur s'emballe et son rythme devient anarchique. Il existe donc une véritable connexion entre votre cerveau et votre coeur.

L'objectif est de vous entraîner à équilibrer votre rythme cardiaque en suivant la courbe de votre respiration, **pour évacuer votre anxiété et autoréguler vos émotions.**

La méthode

Asseyez-vous, les mains sur vos jambes ou sur une table, gardez le dos droit et fermez les yeux.

Respirez calmement à raison de six respirations par minute pendant environ cinq minutes.

C'est vraiment très simple, n'est-ce pas ?

A pratiquer sans modération...

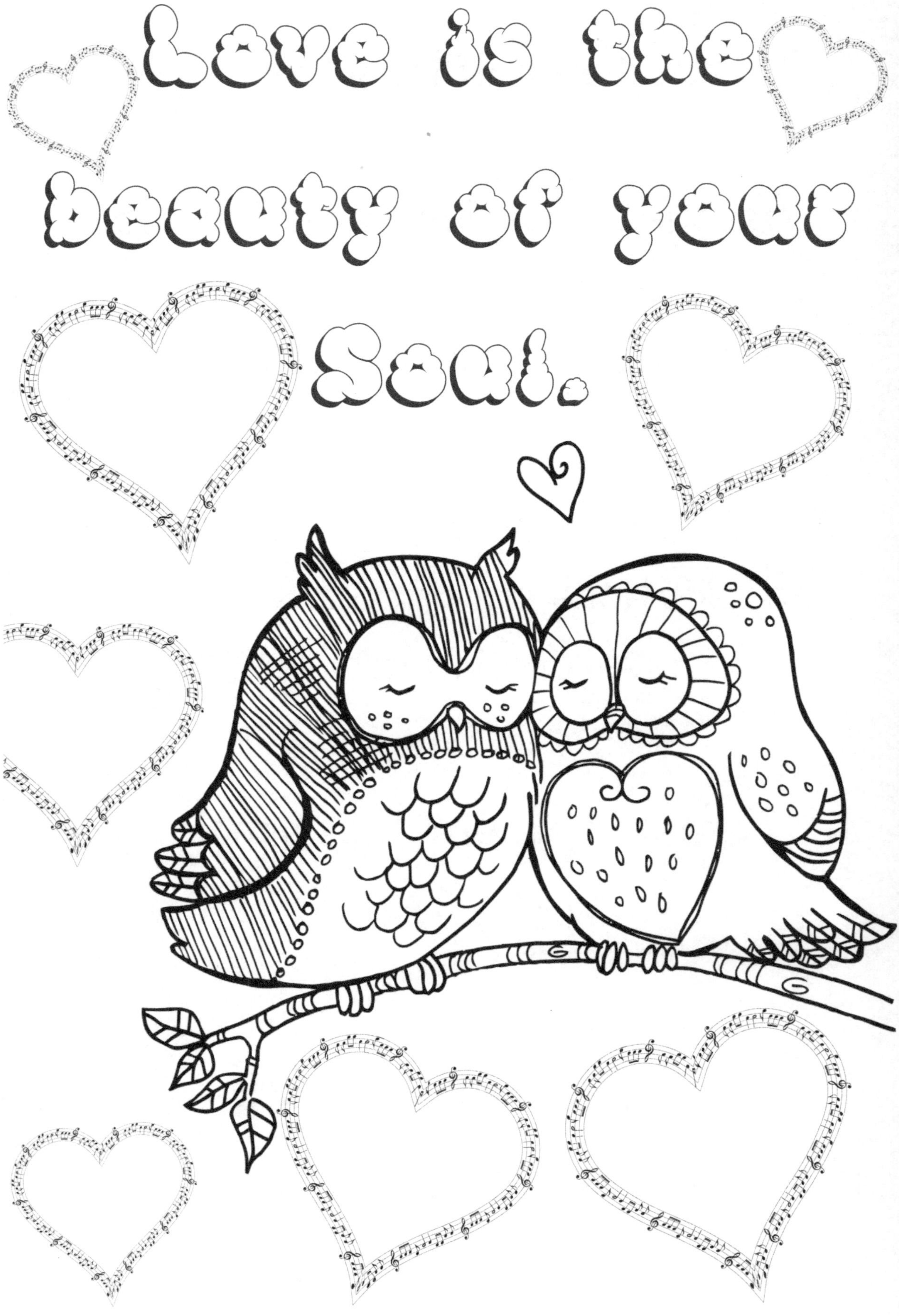
Love is the beauty of your Soul.

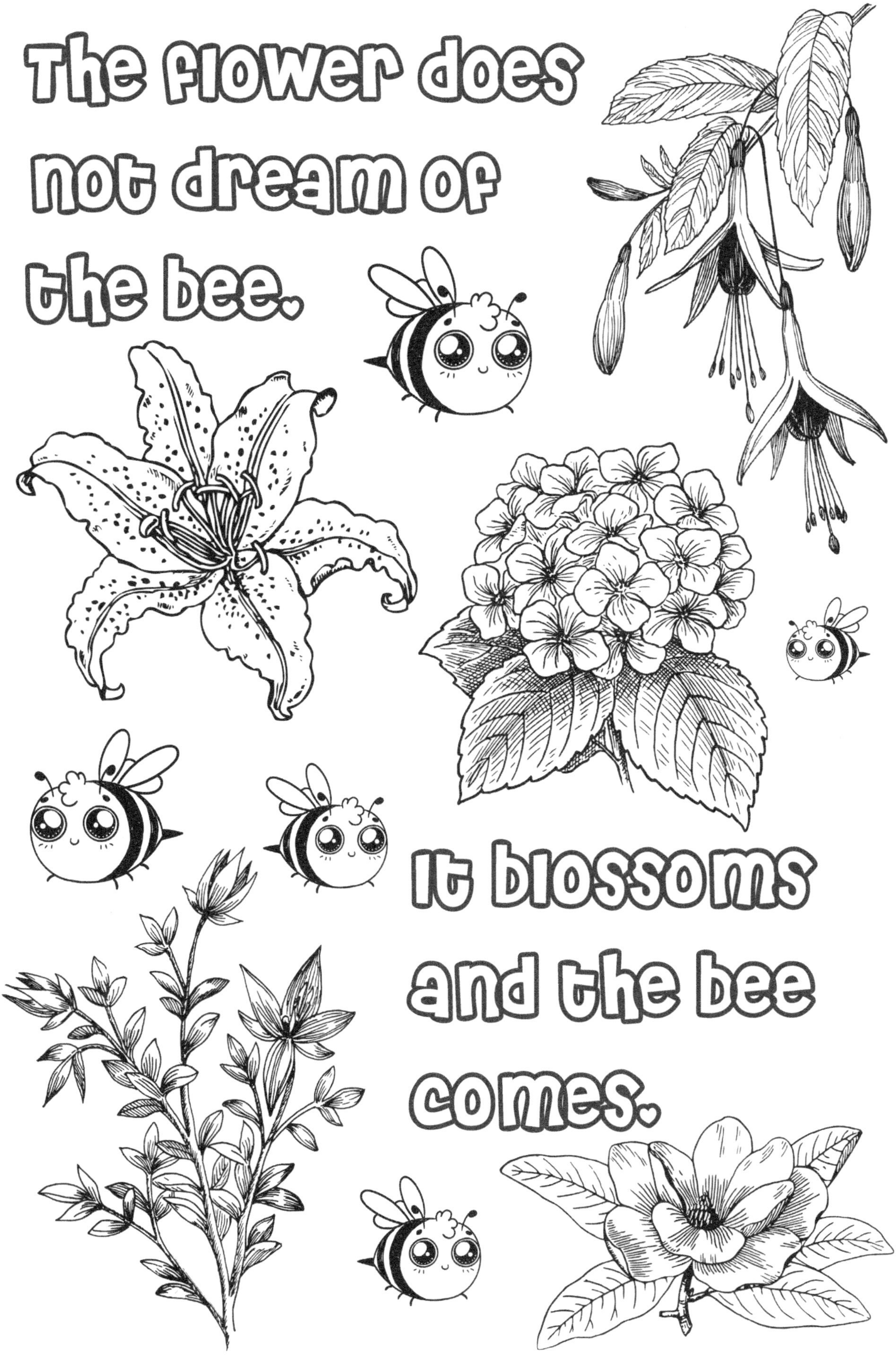
The flower does not dream of the bee.
It blossoms and the bee comes.

Boule de cristal

On dit souvent qu'il est important d'être dans le moment présent. Et c'est vrai.

Mais être dans le présent ne signifie pas ne pas penser à l'avenir.

En ce moment même, vous êtes sur un chemin. Le chemin de votre vie. Mais où allez-vous ?

Quel est votre but ?

Pensez à votre avenir idéal. Ne vous empêchez pas de rêver.

Avec qui êtes-vous ? Où vivez-vous ? Quelles sont vos activités ? Et surtout, qui êtes-vous ? Qu'est-ce qui a changé en vous, dans votre vie ?

Dessinez votre avenir dans cette boule de cristal.

Avoir un but, un objectif précis, permet de réguler l'anxiété. Pourquoi ? Pour plusieurs raisons : La première est que vous allez concentrer votre énergie sur un objectif précis. Cela vous évitera de vous focaliser sur vos petits tracas. La deuxième raison est que le fait d'avoir un objectif (un vrai) renforce votre esprit et vous donne le courage de surmonter vos peurs. En travaillant sur votre esprit et votre estime de soi, vous devenez plus fort... Et l'anxiété diminue.

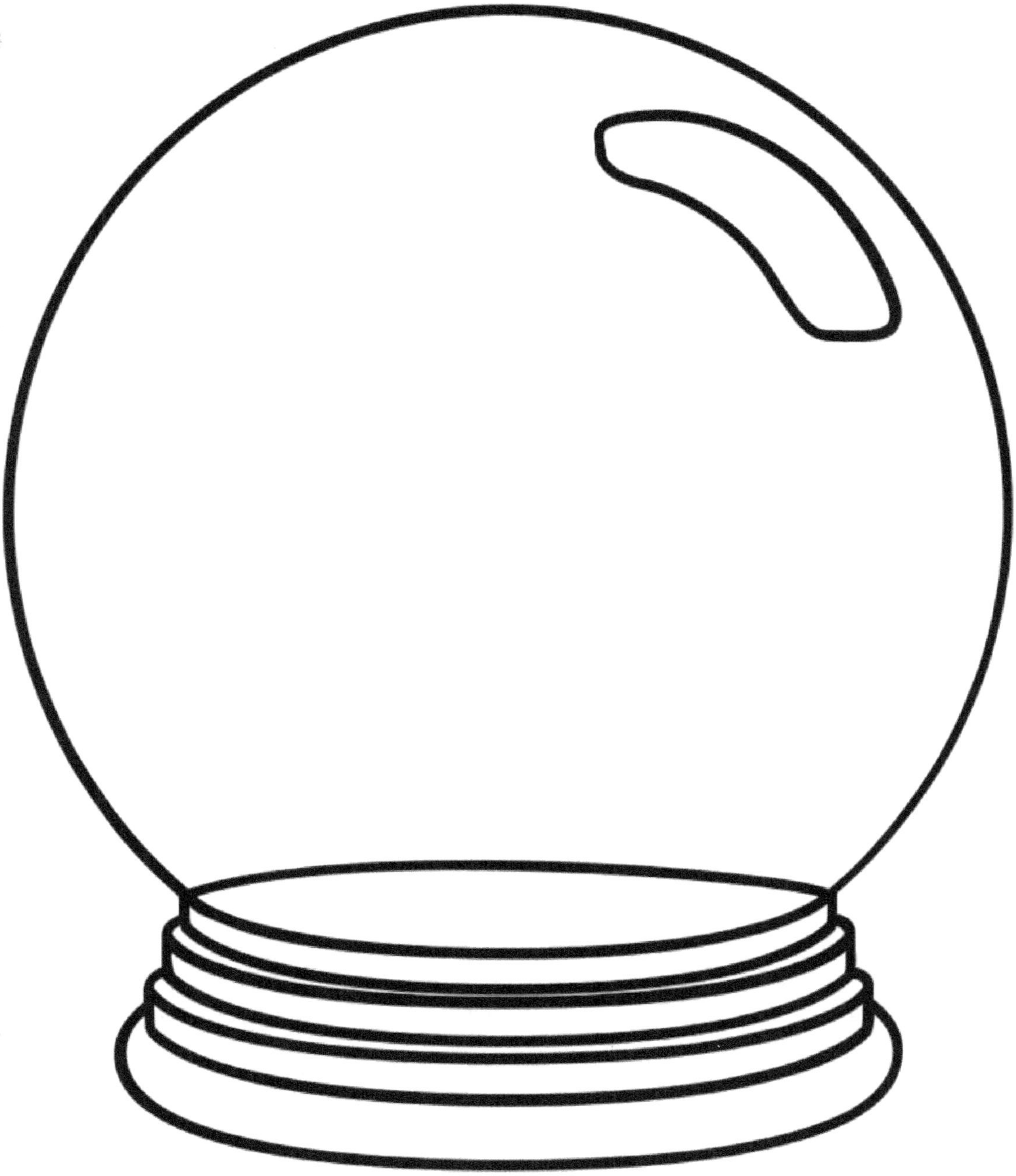

Il s'agit d'un exercice de projection. Lorsque vous avez un objectif, visualisez-le. Imaginez que vous l'avez atteint. Ressentez les émotions.

Cela vous aide à développer votre créativité, votre motivation.

Sur la route

Maintenant que vous avez visualisé votre avenir idéal, vous allez devoir marcher.

Vers où ?

Vers votre objectif. Et il y a des étapes sur le chemin.

Prenez un objectif spécifique qui fait partie de votre avenir idéal.

Visualisez-le.

Quel est le chemin à suivre ?

Quelles sont les étapes ?

Si mon objectif est de perdre du poids, je vais devoir apprendre à mieux manger, changer mes habitudes alimentaires, apprendre à cuisiner différemment, faire du sport, peut-être d'abord un peu de natation, puis passer au fitness ou à la musculation.

Si vous avez un objectif et que vous ne visualisez pas les étapes, vous ne passerez jamais à l'action. Et vous n'atteindrez jamais votre objectif. Alors vous resterez là à broyer du noir.

Dessinez une route ou un escalier. A l'arrivée, écrivez votre objectif. Et sur le chemin (ou sur chaque marche de l'escalier), écrivez une étape/marche.

SOMETIMES
I WIN

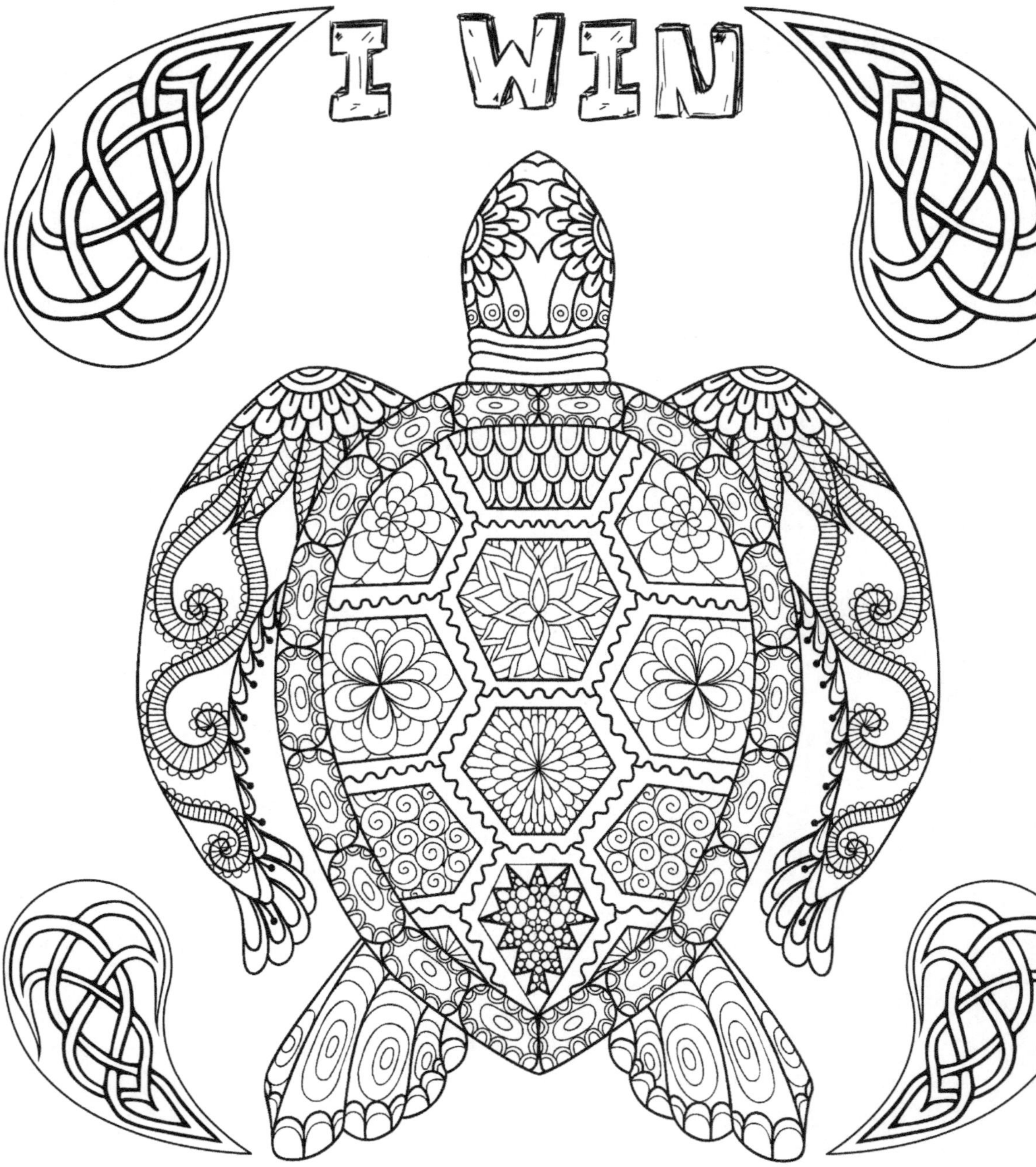

SOMETIMES
I LEARN

IT TAKES A LIFETIME TO LEARN HOW TO LIVE.

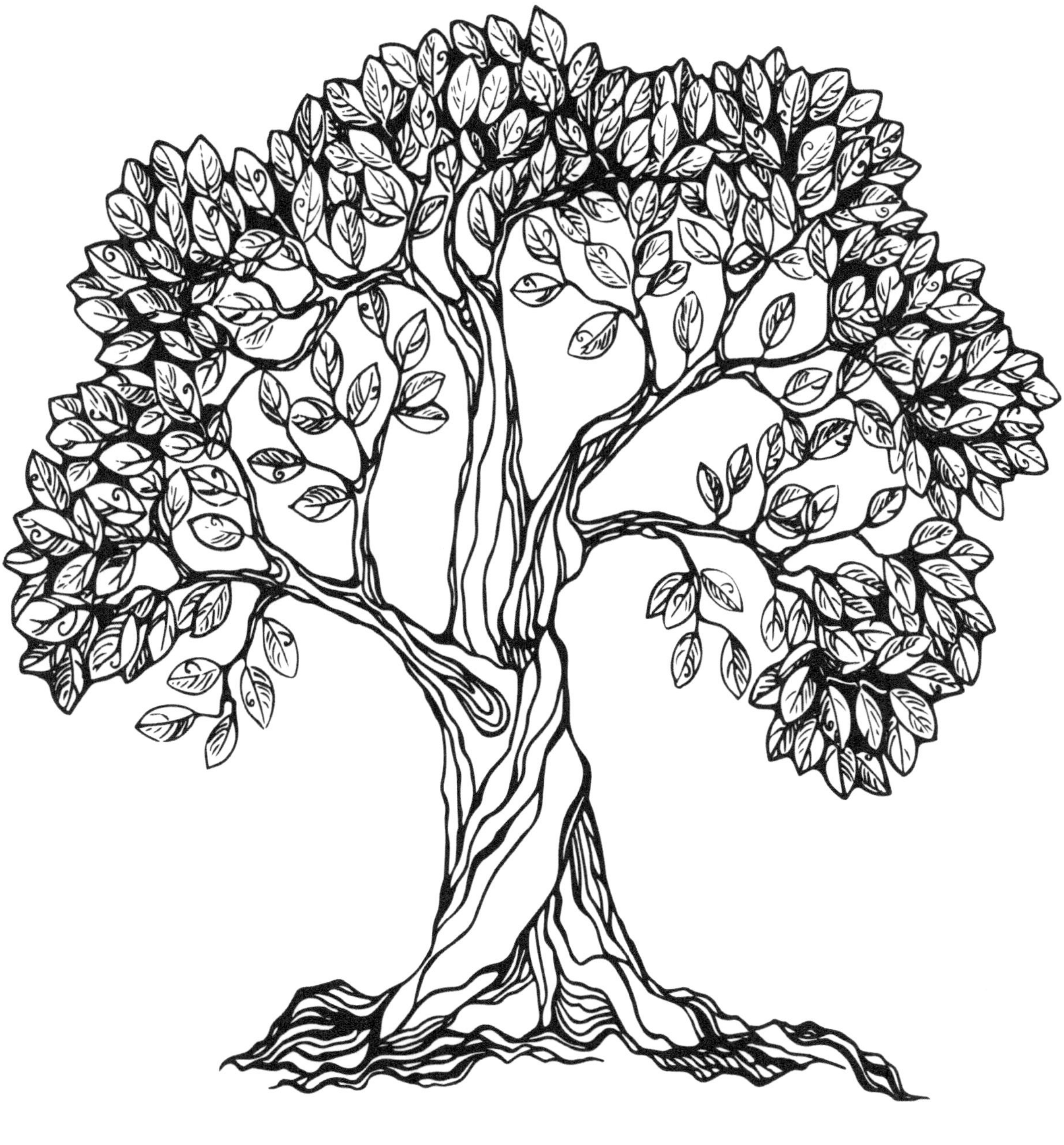

Mon Mantra

Un mantra est une formule spirituelle que vous répétez à voix haute ou dans votre tête lorsqu'une situation vous rend anxieux.

Cela vous aidera à concentrer votre esprit sur quelque chose de positif.

Comment créer mon mantra ?

1. Utilisez des mots forts et positifs qui ont un sens et une valeur pour vous.
2. 2. Utilisez le présent pour qu'il corresponde à votre réalité actuelle,
3. 3. Utilisez la première personne du singulier, toujours pour vous ancrer.

Créez votre mantra maintenant

(Vous pouvez aussi en créer plusieurs)

Quelques exemples de mantras

Je suis calme et détendu. Personne ne peut me contrarier sans mon consentement. Je suis bien.

Je ne risque rien, je n'ai pas peur.

Je suis ici et maintenant.

Rien ne peut me toucher.

Tout va bien.

Mon Mantra

Le temps de l'anxiété

Nous allons essayer de compartimenter nos pensées anxieuses au lieu de les garder à l'esprit toute la journée.

Prenez un sablier, un chronomètre ou une alarme de téléphone portable, et **accordez-vous un moment d'anxiété par jour.**
Pas plus de 15 minutes.

Pendant ce temps, concentrez-vous uniquement sur vos soucis.
Lorsque le temps est écoulé, vous devez vous abstenir de penser à vos soucis.

Si vous en ressentez le besoin, vous pouvez vous accorder plusieurs moments dans la journée.

Coloriez ce dessin, juste pour le plaisir.

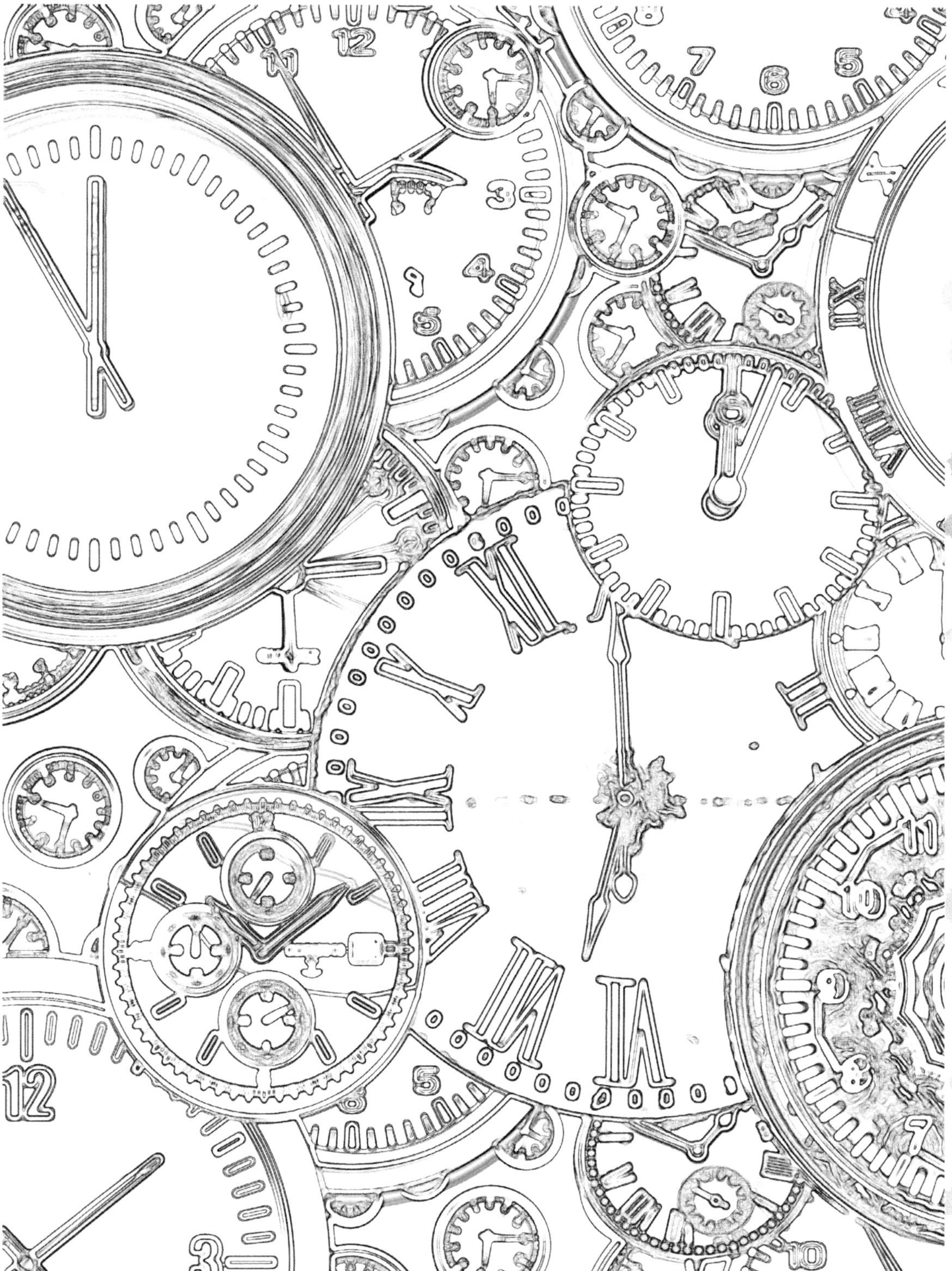

Be a

WARRIOR

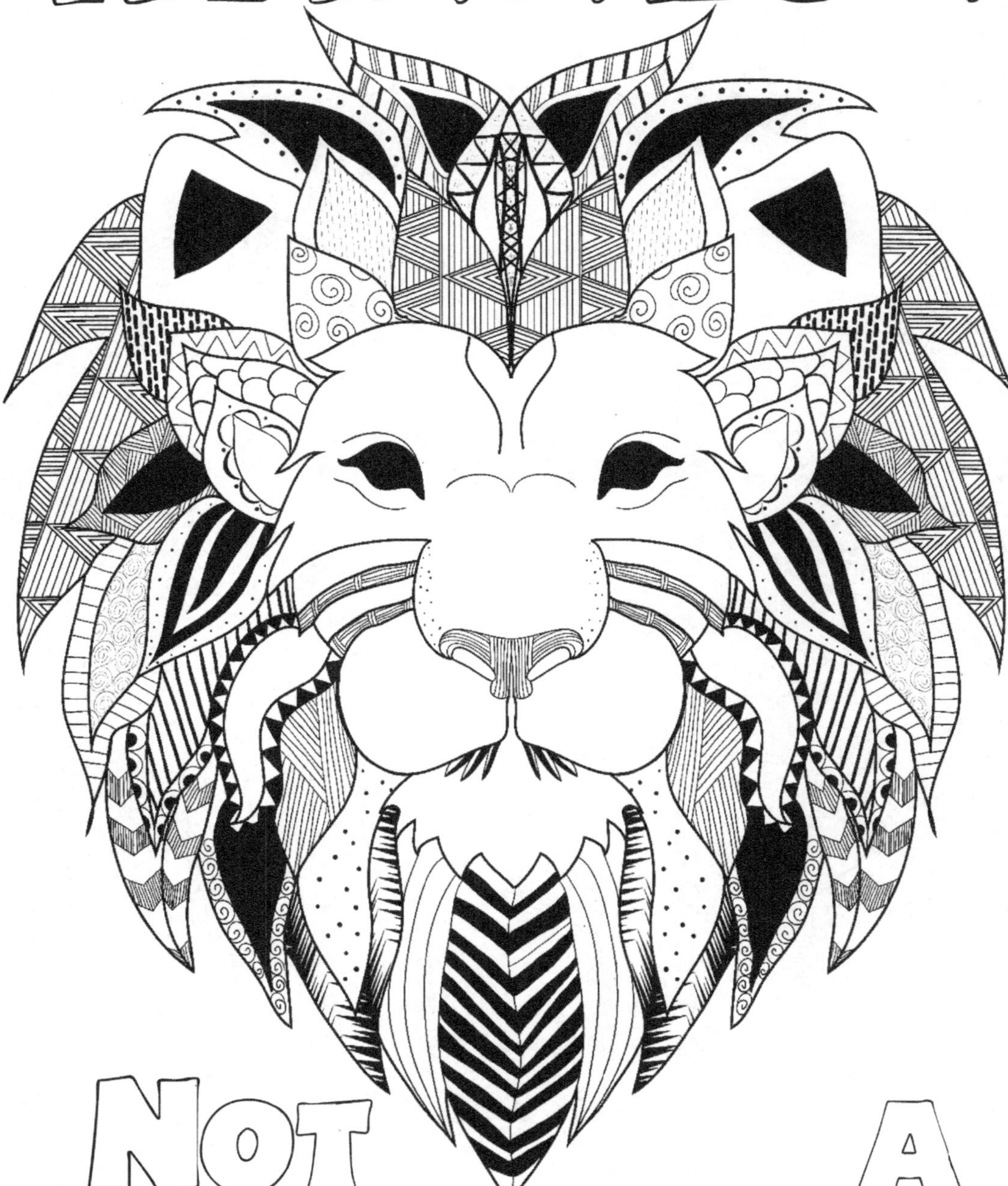

Not a

WORRIER

Create your own calm

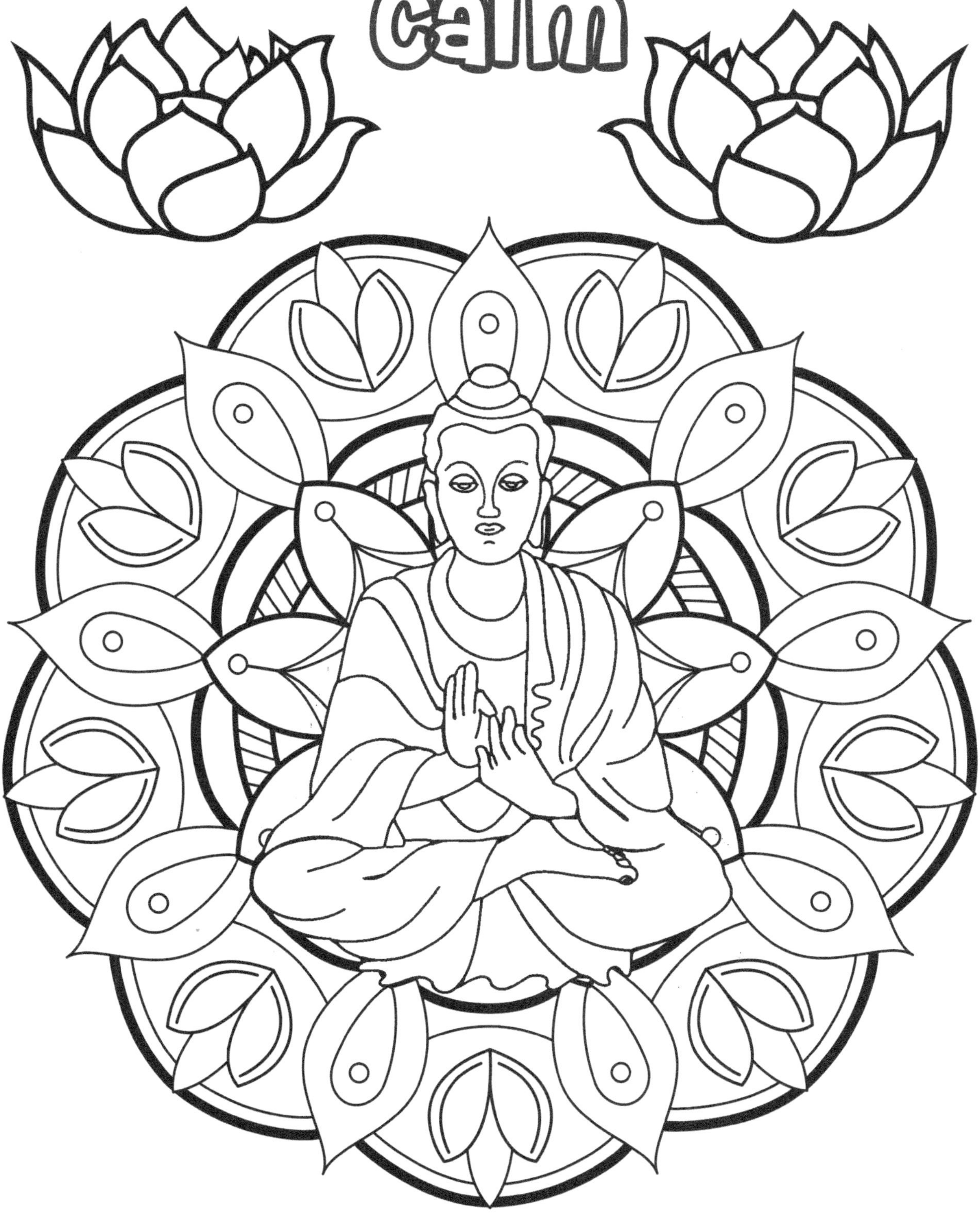

Mon paradis

Voici un petit exercice pour réduire rapidement l'anxiété et se sentir en sécurité.

Vous allez créer mentalement votre paradis.

Imaginez un lieu, un décor, un paysage. Il peut s'agir d'un endroit réel où vous vous sentez bien, ou d'un endroit que vous avez complètement inventé.

Fermez les yeux.

Qu'entendez-vous dans cet endroit ? Des oiseaux ? De la musique ?

Y a-t-il du soleil ? des arbres ? des montagnes ?

Voyez-vous des personnes que vous connaissez ? Ou êtes-vous seul ?

Ressentez le calme de cet endroit. Ressentez le calme en vous.

Personne ne peut entrer dans cet endroit... sauf vous. C'est VOTRE paradis.

Répétez cet exercice une ou deux fois par jour, pendant au moins 5 minutes.

Lorsqu'une situation stressante se présente, réfugiez-vous dans votre paradis.

Cet exercice est l'un de mes préférés. Il calme très rapidement mon anxiété.

Je vais vous décrire mon paradis : C'est une plaine, l'herbe est très verte. Il y a une petite rivière qui coule. Je peux entendre les oiseaux, la nature. Il y a un beau soleil, comme au printemps. Je suis assis sur un rocher près de la rivière et je me sens si bien.

Dessinez votre paradis, ou décrivez-le

Ho'oponopono

"Le problème n'est pas la réalité de l'extérieur, il est à l'intérieur. Et pour changer cette réalité, nous devons nous changer nous-mêmes." Krishnamurti.

Ho'oponopono est une pratique hawaïenne de réconciliation et de pardon.

Selon les principes du Ho'oponopono, chacun est responsable de sa vie - et donc de sa paix intérieure et de ses actions - et en tant que créateur de ce qui vous arrive, il est totalement inutile d'essayer de changer les autres ou les situations, ou de jouer les victimes.

L'essence de la méthode Ho'oponopono est une formule simple :

Désolé - Pardonne-moi - Merci - Je t'aime

Essayez cette formule chaque fois que vous ressentez une émotion négative.

Explication de la formule

Voici la signification de chaque mot et ce qu'il nous apporte lorsque nous récitons la formule.

Désolé : Nous reconnaissons la situation qui nous arrive. Nous l'observons et l'acceptons.

Pardonne-moi : Nous nous pardonnons à nous-mêmes, aux autres ou même à l'Univers de nous faire vivre ce conflit. Le pardon apporte la libération tant pour celui qui donne que pour celui qui reçoit. Nous n'accusons pas, nous pardonnons. C'est très différent. Le pardon permet de défaire le blocage qui pourrait survenir si nous ne le faisons pas. Nous assumons la responsabilité de ce qui se passe.

Nous remercions : Nous donnons un sens à la situation en découvrant ce qu'elle nous a appris et ce qu'elle nous a permis de "nettoyer". La gratitude permet d'amorcer un changement positif.

Je t'aime : Nous renouvelons ainsi notre amour pour nous-même au lieu de rester dans la négativité.

Mon Masque

Souvent, nous traversons la vie avec un masque. **Et ce masque est parfois très utile.**

Batman porte son masque pour effrayer ses ennemis, le clown met son nez rouge pour faire rire les gens.

Et vous, comment est votre masque ? Quelle qualité reflète-t-il ? Comment peut-il vous aider dans les situations d'anxiété ?

Quelle émotion votre masque inspire-t-il ? La peur ? la gentillesse et la douceur ? quelle est sa couleur ?

Votre masque doit mettre en valeur vos qualités, et vous aider à surmonter vos peurs.

Cet exercice est à la fois ludique et très efficace dans certaines situations. Ce "masque" peut vous aider à adopter un comportement, une posture mieux adaptés à une situation ou à une personne.

Dessinez votre masque

THE PAIN I FEEL TODAY IS THE STRENGTH I FEEL TOMORROW

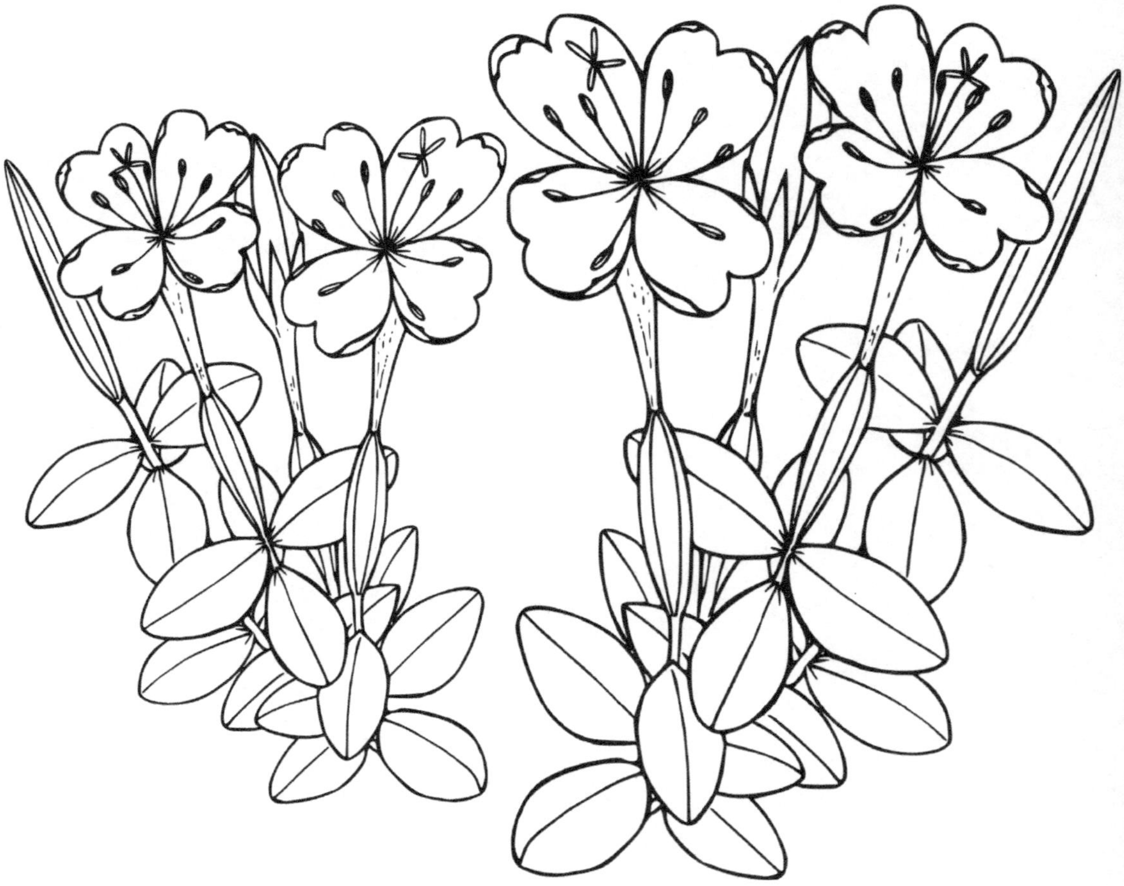

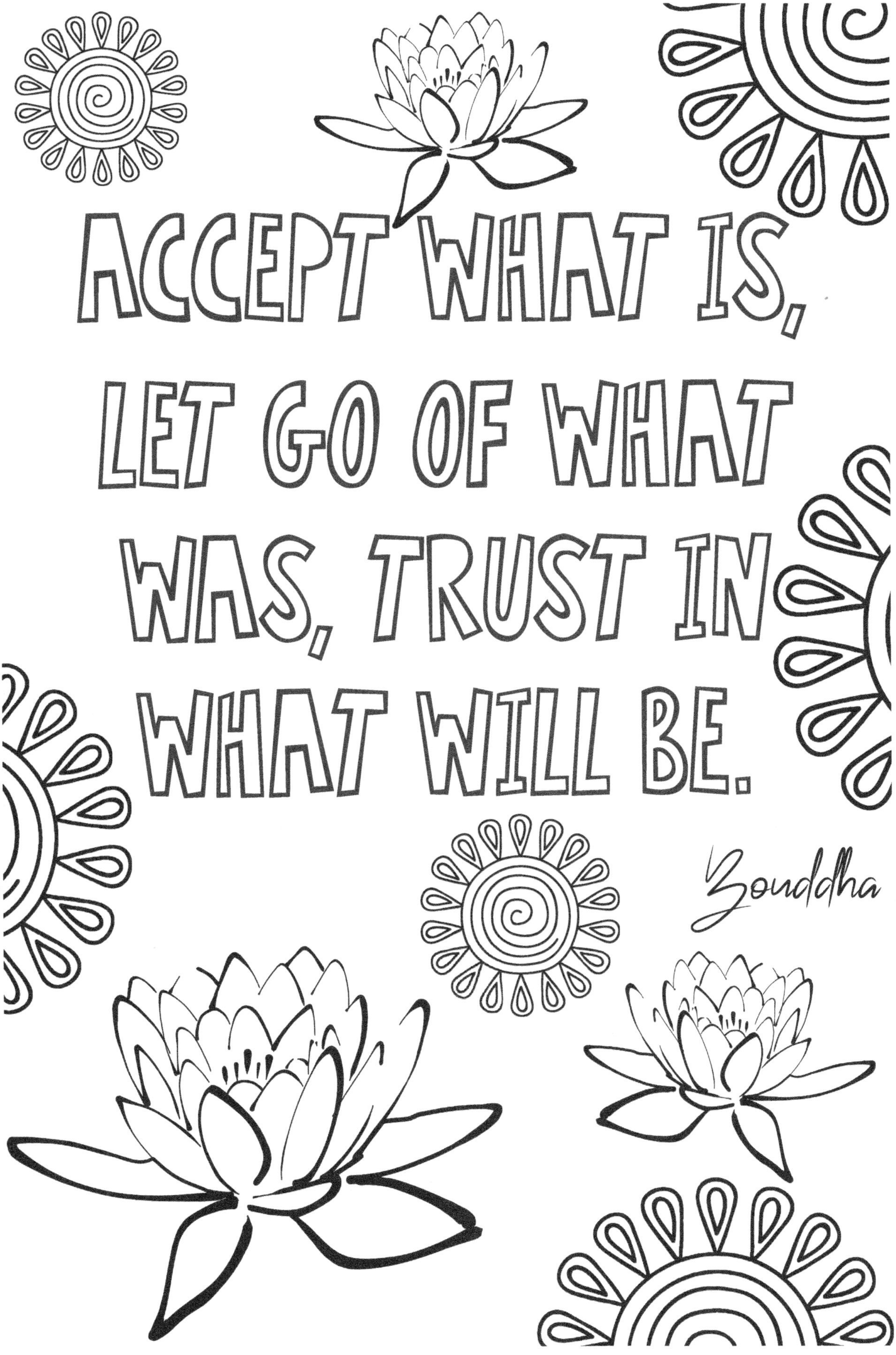
ACCEPT WHAT IS,
LET GO OF WHAT
WAS, TRUST IN
WHAT WILL BE.
Bouddha

Et si ça arrivait ?

Laissez-moi vous raconter une histoire: Il y a environ 10 ans, j'ai quitté mon travail pour créer ma propre entreprise. Et ce fut un échec. Pendant plusieurs mois, j'étais dans un état d'anxiété incroyable, et je n'arrêtais pas de me dire : pourquoi ai-je quitté mon travail pour faire ça ? Je suis un loser. Et puis, grâce à ce flop, j'ai rencontré le patron d'une entreprise, qui m'a engagé pour l'assister. J'y suis resté quelques années et j'ai gagné beaucoup plus d'argent qu'avant. **Et surtout, j'ai appris énormément de chose de cet échec.**

Vous savez, on ne peut pas tout contrôler. Et parfois, c'est ce qui cause notre anxiété.

Nos cerveaux commencent à craindre l'inconnu.

Mais mettons les conséquences en perspective.

Vous avez un rendez-vous d'affaires à l'autre bout de la ville et vous avez peur de vous perdre ? Et si ça arrive ? Est-ce si grave ?

Votre fils ou votre fille a un examen important et vous avez peur qu'il ou elle échoue ? Que se passera-t-il si ça arrive ? Sa vie sera-t-elle gâchée pour autant ?

Vous avez peur que votre patron vous licencie ? Que se passera-t-il s'il le fait ? Il n'y a pas d'autres emplois sur Terre ?

Vous avez quitté votre emploi pour créer votre entreprise et vous avez peur d'échouer ? Et si ça arrive ? Vous ne mourrez pas ! Vous pourrez faire autre chose. Et vous aurez beaucoup appris de cette expérience.

Ou encore pire...

Vous préparez un repas de famille et vous avez peur de brûler la dinde ? Que se passera-t-il si cela arrive ? Vont-ils vous manger à la place ?

La plupart de notre stress provient de notre incroyable capacité à imaginer le pire, à donner trop d'importance à certaines situations.

Chaque fois que vous vous sentez anxieux, pensez-y.

Et si ça arrivait ?

L'arbre à soucis

Y a-t-il quelque chose qui vous inquiète ?

Ecrivez-le sur une feuille d'inquiétude et placez-la dans l'arbre à soucis.

Demandez-vous : est-ce que je peux y faire quelque chose ?

Si non, prenez une feuille verte et mettez-la dans l'arbre. Pensez à autre chose. Un jour, cette feuille tombera...

Si oui, demandez-vous : Que puis-je faire ? Quand ?

Si c'est maintenant, prenez une feuille rouge, écrivez vos soucis et faites un plan. Et faites-le ! Quand c'est fait, déposez cette feuille au pied de l'arbre.

Si c'est plus tard, prenez une feuille orange, écrivez votre souci et faites un plan. Quand le moment sera venu, suivez votre plan, puis mettez la feuille au pied de l'arbre.

Vous trouverez des feuilles à découper sur la dernière page.

Coloriez-les en fonction de vos besoins.

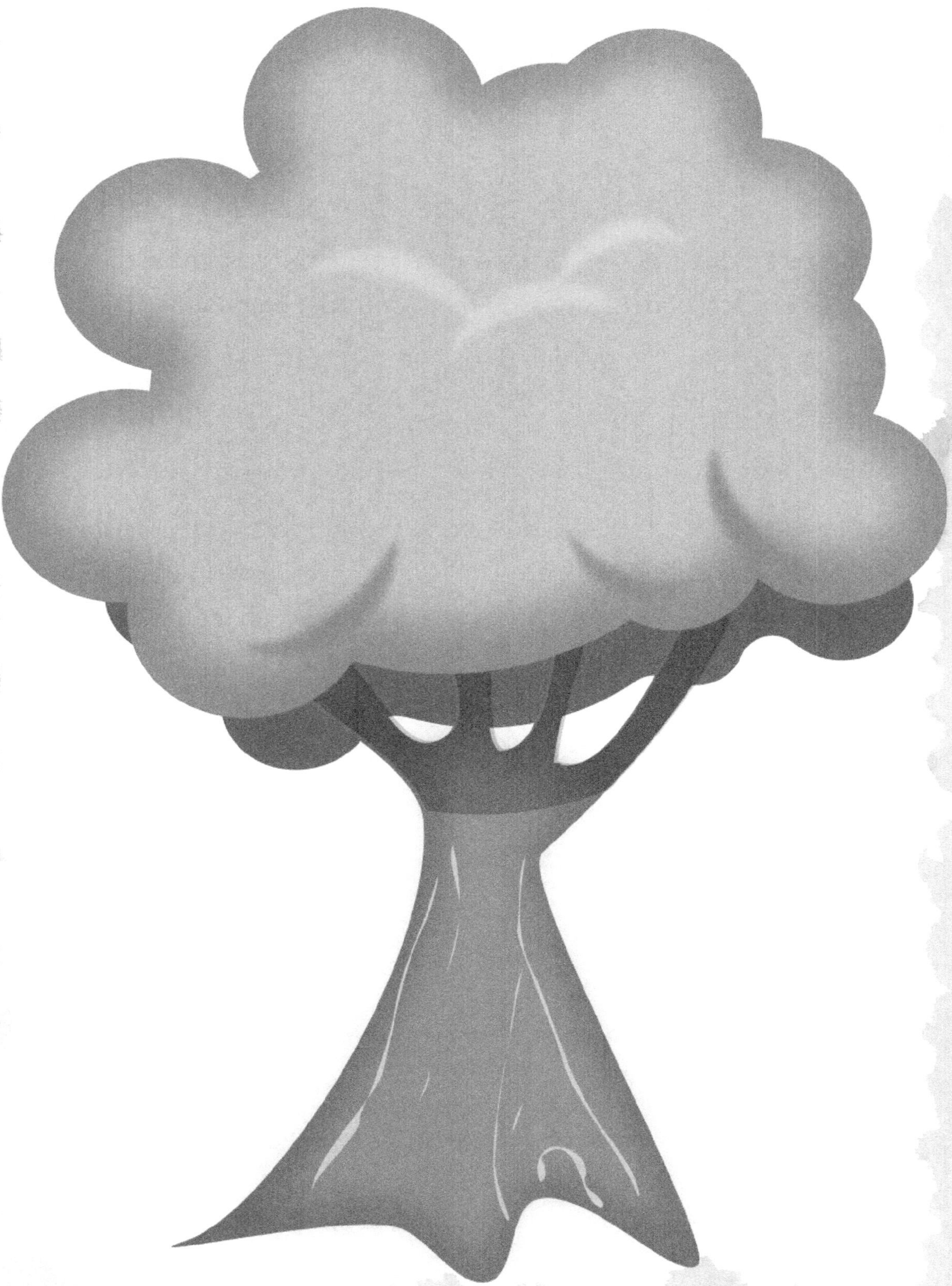

Tenue de combat

Tous les héros ont une armure, une tenue de combat, ou un bouclier.

Parfois, la vie nous oblige à nous battre. Pas nécessairement pour se battre contre les autres, mais surtout pour se battre contre nous-mêmes, contre nos propres peurs.

Créez votre armure !

Elle doit être belle, confortable, et elle doit vous ressembler.

Comme pour l'exercice du masque, le fait de s'imaginer protéger par un objet ou une tenue, de créer un avatar mental doué de pouvoir, permet de **créer un sentiment de confort.**

Dessinez, collez des images...

Vous pouvez aussi simplement créer un bouclier, en dessinant des symboles de protection, des couleurs que vous aimez.

Maintenant, imaginez que cette armure, ainsi que le masque que vous avez créé, peuvent entrer dans un objet.

Choisissez un objet que vous portez toujours sur vous : Une bague ou un collier ? Un crayon ? Des clés ? Tout ce que vous voulez...

Prenez cet objet dans votre main et mettez mentalement votre armure et votre masque à l'intérieur. Transférez vos pouvoirs de super-héros dans cet objet.

Répétez souvent cet exercice de visualisation, et portez cet objet sur vous lorsque vous devez faire face à une situation angoissante.

Dessinez votre armure ou bouclier

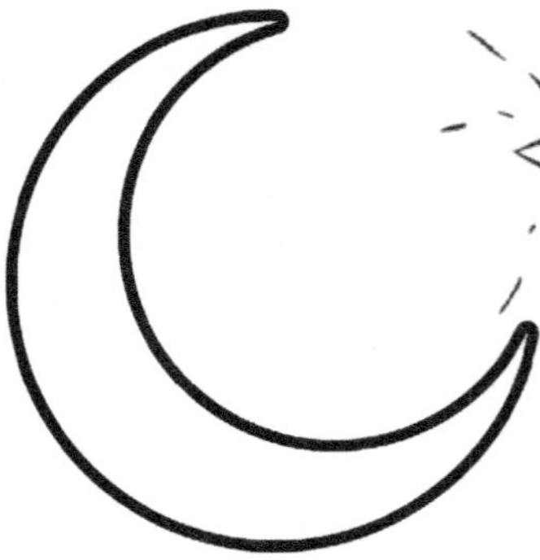

believe in your dreams and they may come true. Believe in yourself and they will surely come true.

Martin Luther king

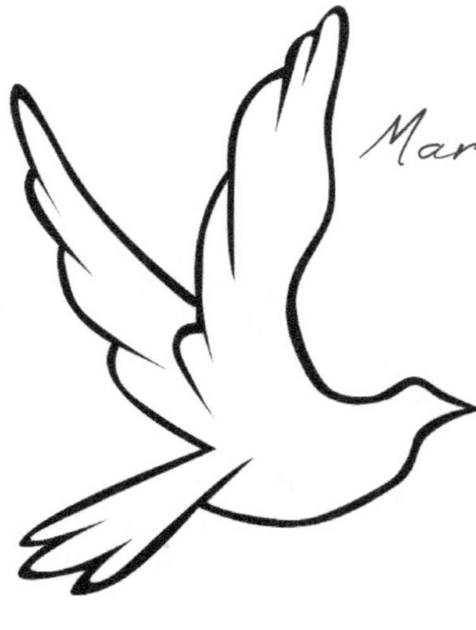

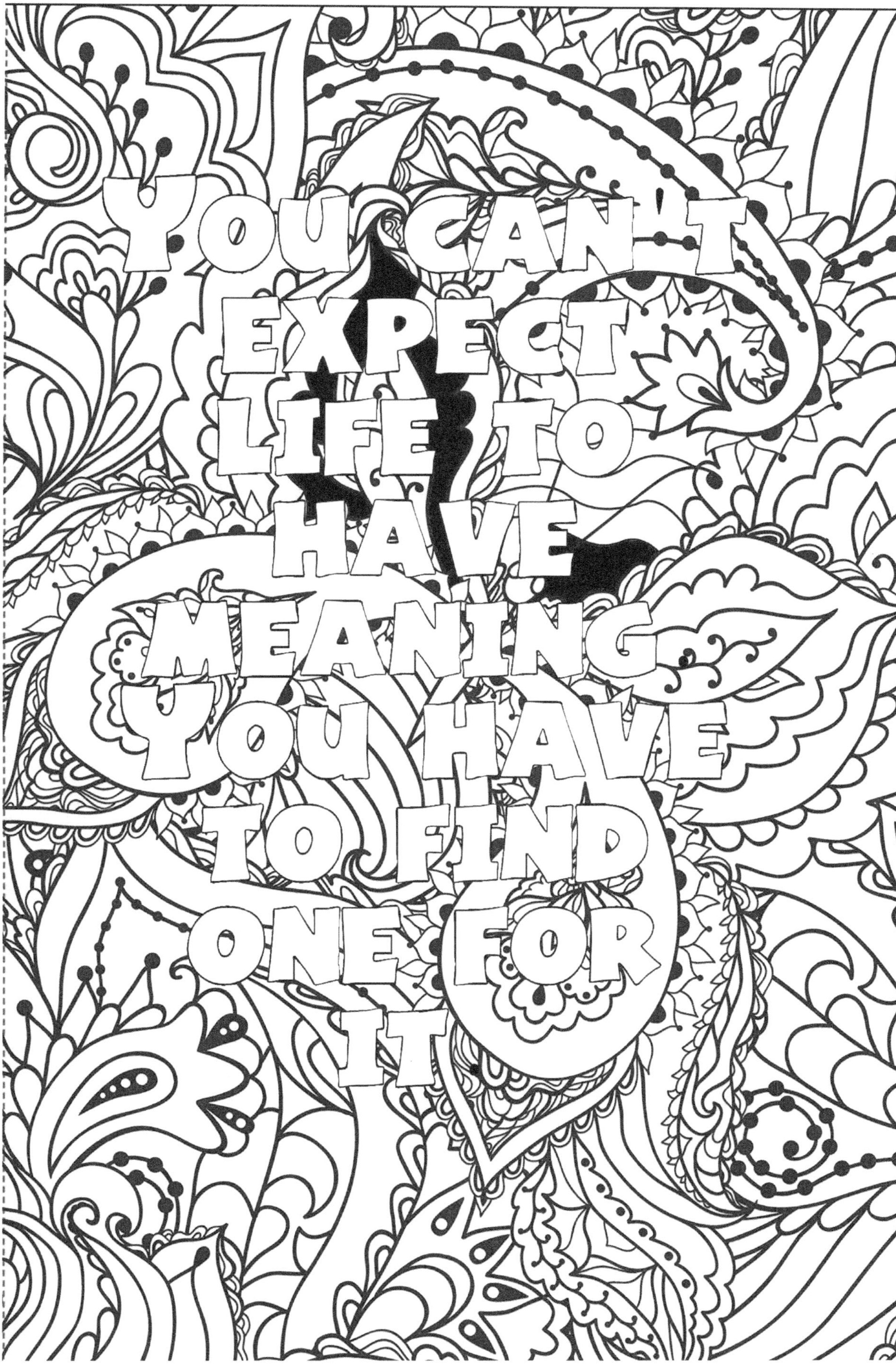
YOU CAN'T
EXPECT
LIFE TO
HAVE
MEANING
YOU HAVE
TO FIND
ONE FOR
IT

ABC

Le modèle psychologique ABC peut vous aider à identifier et à modifier vos pensées anxieuses.

Voici comment il fonctionne.

Activateur - Événement déclencheur : L'événement qui va créer l'anxiété.

Blablabla - Croyances : Vous pensez que vous n'êtes pas à la hauteur, que vous ne pouvez pas le surmonter.

Conséquence : Vous vous sentez très anxieux, déprimé.

Désaccord - Contestation : Vous contestez cette croyance.

Effet : Vous vous sentez mieux, capable de surmonter cet obstacle.

Prenons un exemple :

A : Votre petit ami (ou petite amie) vient de vous quitter.

B : Vous pensez que personne d'autre ne vous aimera et que vous finirez par être seul(e).

C : Vous êtes déprimé(e) et vous vous enfermez chez vous.

D : Il y a tellement de gens dans le monde, il doit bien y avoir quelqu'un qui est fait pour vous, que vous aimerez et qui vous aimera.

E : Vous retrouvez le sourire, vous vous faites beau / belle et vous sortez.

Essayez cette méthode avec plusieurs soucis du quotidien pour commencer.

Le passé est le passé

Une petite anecdote : Mon fils a eu une mauvaise note en maths récemment. Il était donc très anxieux à propos de son examen à venir.

Je lui ai demandé : Pourquoi as-tu eu une mauvaise note ?

Il m'a répondu : Je ne connaissais pas bien ma leçon.

Et je lui ai répondu : Eh bien, apprends-la mieux !

Parfois, nous nous accrochons à une expérience passée (mauvaise) et la transformons en vérité absolue.

Et dans chaque situation similaire, nous imaginons que la même chose va se produire.

De cette façon, **nous nourrissons notre anxiété.**

Prenez du recul, apprenez de vos erreurs et agissez.

Exemple

J'ai peur d'aller à un entretien d'embauche.

Pour quelle raison ? Parce que le dernier s'est mal passé et que je n'ai pas eu le poste.

D'accord, je vais donc mieux préparer cet entretien, me renseigner sur l'entreprise et faire de mon mieux.

C'est à vous !

Mon Modèle

Pensez à quelqu'un que vous trouvez cool, sûr de lui. Quelqu'un que vous admirez. Quelqu'un à qui vous aimeriez ressembler.

Il peut s'agir d'une personne que vous connaissez vraiment, d'un acteur ou d'une actrice, d'un chanteur ou d'un musicien, ou même d'un personnage de fiction ou d'un super-héros.

Vous avez trouvé ?

Fermez les yeux. Quelles sont ses qualités ? La façon dont il ou elle parle ? La façon dont il ou elle se tient ? Immergez-vous dans cette personne.

Maintenant, pensez à quelque chose qui vous rend anxieux en ce moment. Un problème dans votre relation ? Une réunion d'affaires à venir ?

Fermez les yeux. Comment votre modèle agirait-il dans cette situation ? Que dirait-il ou que dirait-elle ? Que ferait -il ou que ferait-elle ?

Ce petit exercice de simulation est très utile dans certaines situations pour gagner en confiance et agir de manière plus détendue.

Collez une photo de votre modèle

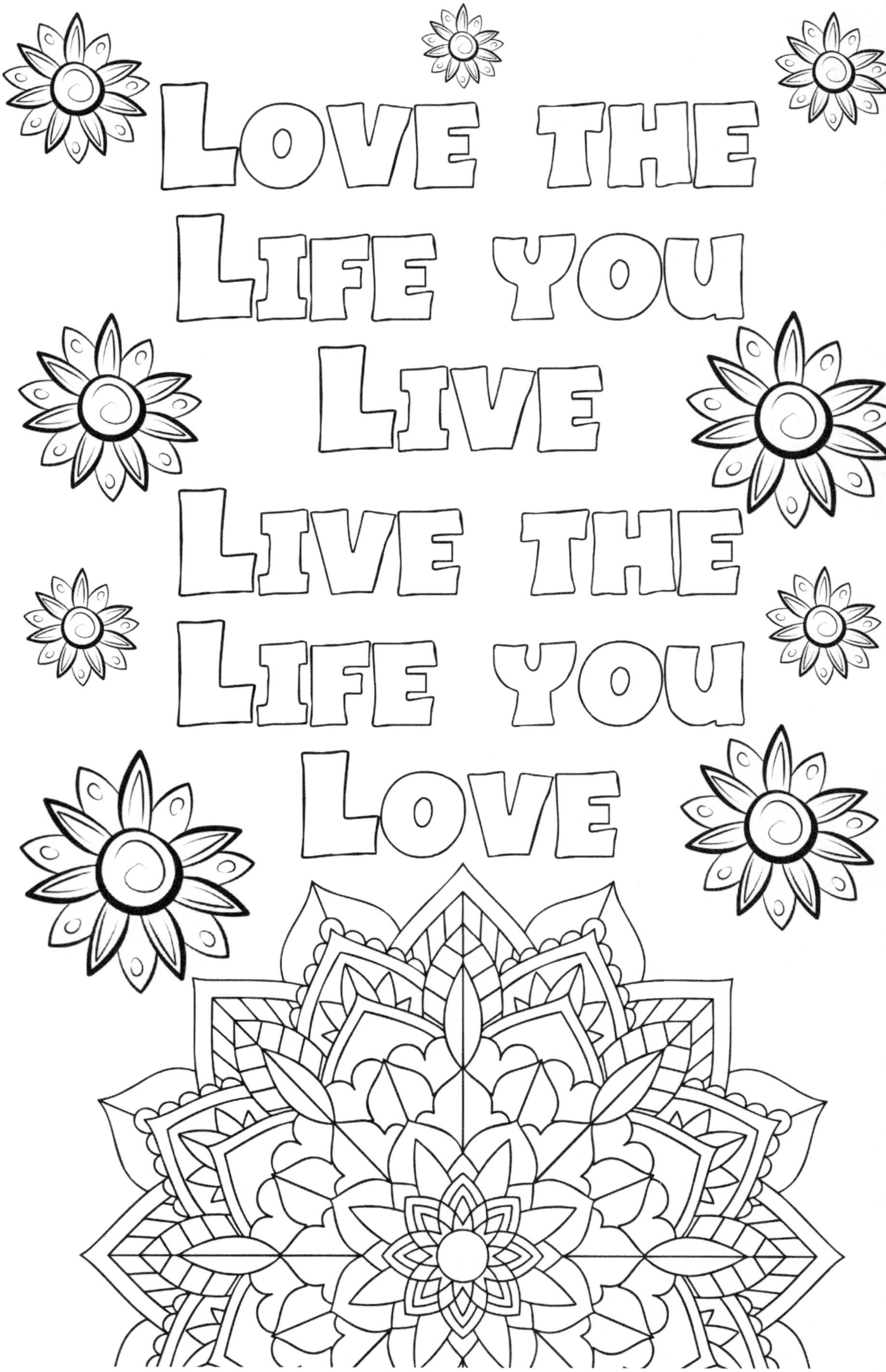
LOVE THE
LIFE YOU
LIVE
LIVE THE
LIFE YOU
LOVE

COURAGE IS NOT THE ABSENCE OF FEAR,

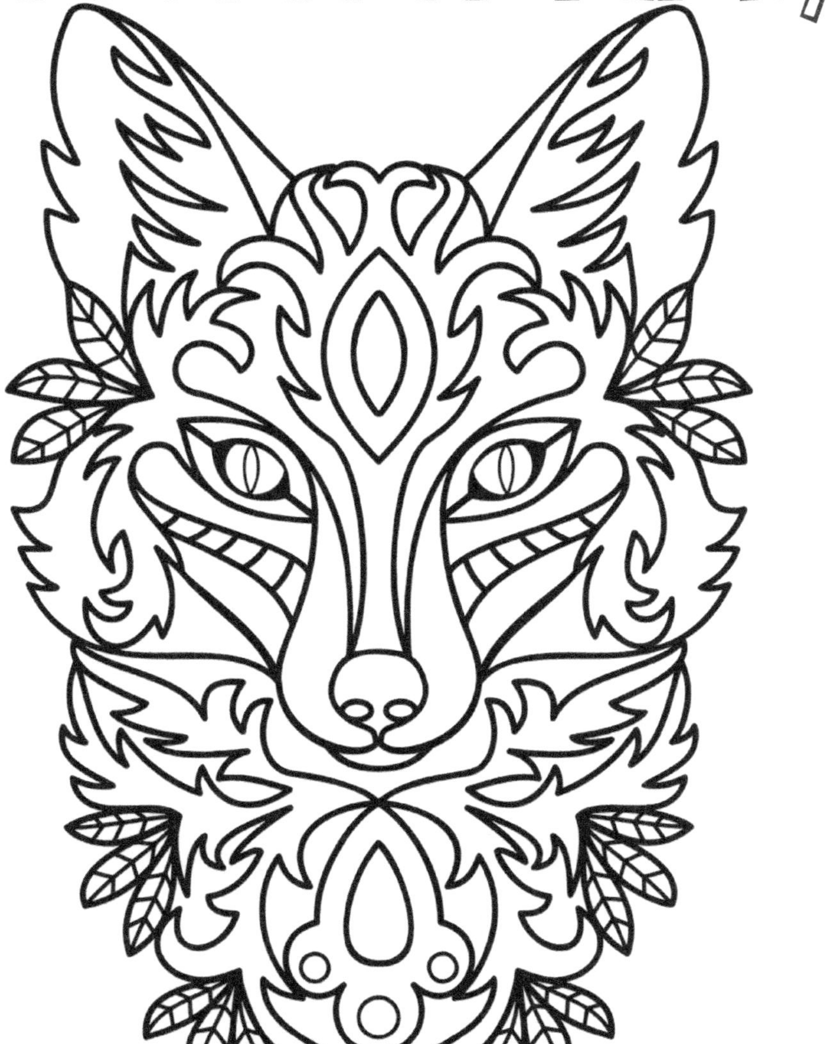

BUT THE ABILITY TO OVERCOME IT.

Le bateau

Ou l'anxiété contre la vérité

Laissez-moi vous raconter une anecdote : Il y a quelques années, l'entreprise pour laquelle je travaillais a organisé un voyage en bateau. Je n'avais jamais été sur un bateau en mer auparavant. J'étais très anxieux. Les jours précédant le voyage, je n'arrêtais pas de me dire "je vais être malade", "ça va être une journée terrible" et "mes collègues vont se moquer de moi". J'étais anxieux pendant des jours et des jours.

Le jour est arrivé : J'ai pris un médicament contre le mal de mer et je suis monté sur le bateau. Nous avons quitté le port (trop tard pour quitter le bateau, je suppose ?). Enfin, je me suis assis à l'avant du bateau, j'ai regardé la mer et l'horizon et j'ai respiré l'air iodé. Je n'ai pas été malade. Je n'ai peut-être pas passé le meilleur jour de ma vie, mais ce n'était pas aussi grave que je l'avais imaginé. En conclusion, j'ai passé des jours à m'inquiéter pour rien.

Des exemples comme celui-ci, j'en ai plein. Et je suis certain que vous aussi.

La plupart du temps, nous sommes anxieux pour de mauvaises raisons. Nous imaginons quelque chose et nous pensons que c'est la vérité. C'est ainsi que nous créons notre anxiété.

Voici quelques exemples :

Vous devez mener une réunion et vous pensez que vous n'y arriverez pas ?

En réalité, il n'y a aucune raison pour que cela se passe mal. La seule chose que vous devez faire est de vous préparer correctement pour cette réunion.

Vous aimez beaucoup quelqu'un, mais vous n'osez pas aller lui parler. Vous pensez "Il/elle va me trouver ridicule".

La vérité est que vous ne pouvez pas savoir ce qu'il/elle pense de vous. Allez-y, il/elle pourrait être l'amour de votre vie.

Votre femme/mari a 10 minutes de retard. Vous commencez à vous inquiéter. Il/elle a dû avoir un accident. Arrêtez tout de suite ! La raison la plus probable est qu'il/elle a quitté le travail un peu tard.

N'oubliez pas que l'anxiété n'est pas la réalité. C'est la peur du futur, d'un **événement hypothétique qui n'existe que dans votre imagination.**

L'anxiété contre la vérité

Maintenant que nous avons compris que ce qui cause notre anxiété n'est pas la vérité, essayons cet exercice.

Dans la case de gauche, écrivez ce qui vous rend anxieux.

Dans la case de droite, écrivez ce qui est réel et vrai.

Sur la ligne du bas, écrivez une action à mettre en place.

C'est votre tour.

Prenez votre temps, c'est un exercice de réflexion important, pour prendre conscience de la vérité. Utilisez l'exemple ci-dessous comme guide.

J'ai peur parce que j'ai un entretien d'embauche demain.

Je dois juste y aller, et être moi-même. Je ne vais pas risquer ma vie.

Bien me préparer pour mon entretien. Être présentable.

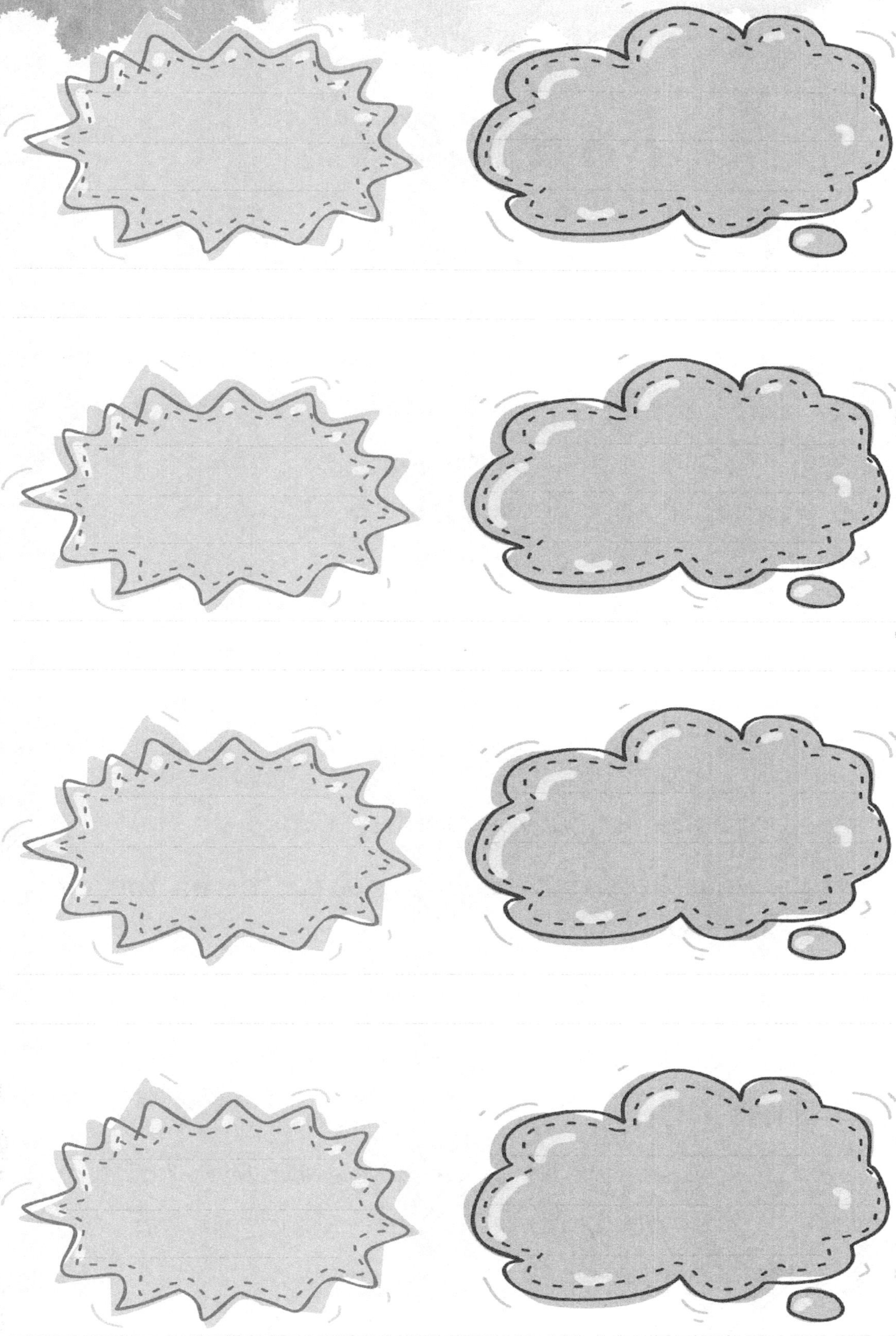

La Spirale

L'anxiété est souvent une spirale descendante, ou une tornade.

Vous commencez à vous sentir stressé, alors vous pensez de plus en plus à vos soucis. Et vous ne faites rien d'autre. Vous y pensez encore et encore, de plus en plus.

Sortez de la tornade !

Vous allez faire une liste de 10 activités que vous aimez pratiquer et qui vous font du bien.

Lorsque vous êtes dans la tornade, sortez en faisant une de ces activités.

Pour vous aider, voici quelques-unes de mes activités préférées.

Jouer de la musique. Sortir pour se promener. Faire du sport. Faire du yoga. Cuisiner. Regarder un film. Dessiner. Ecouter de la musique. Lire.

Mes activités anti spirale

BE PROUD OF YOURSELF

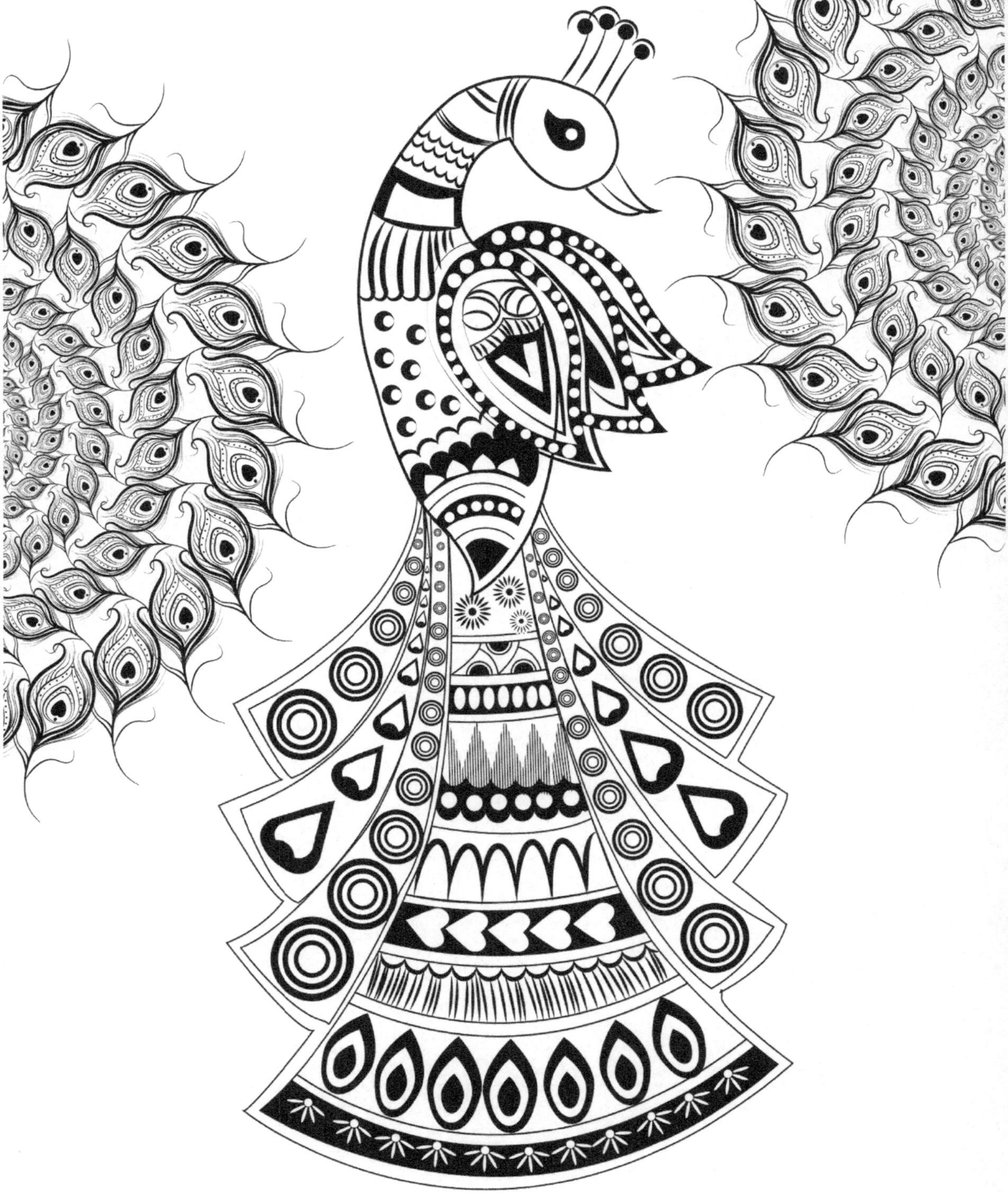

STRENGTH AND WISDOM

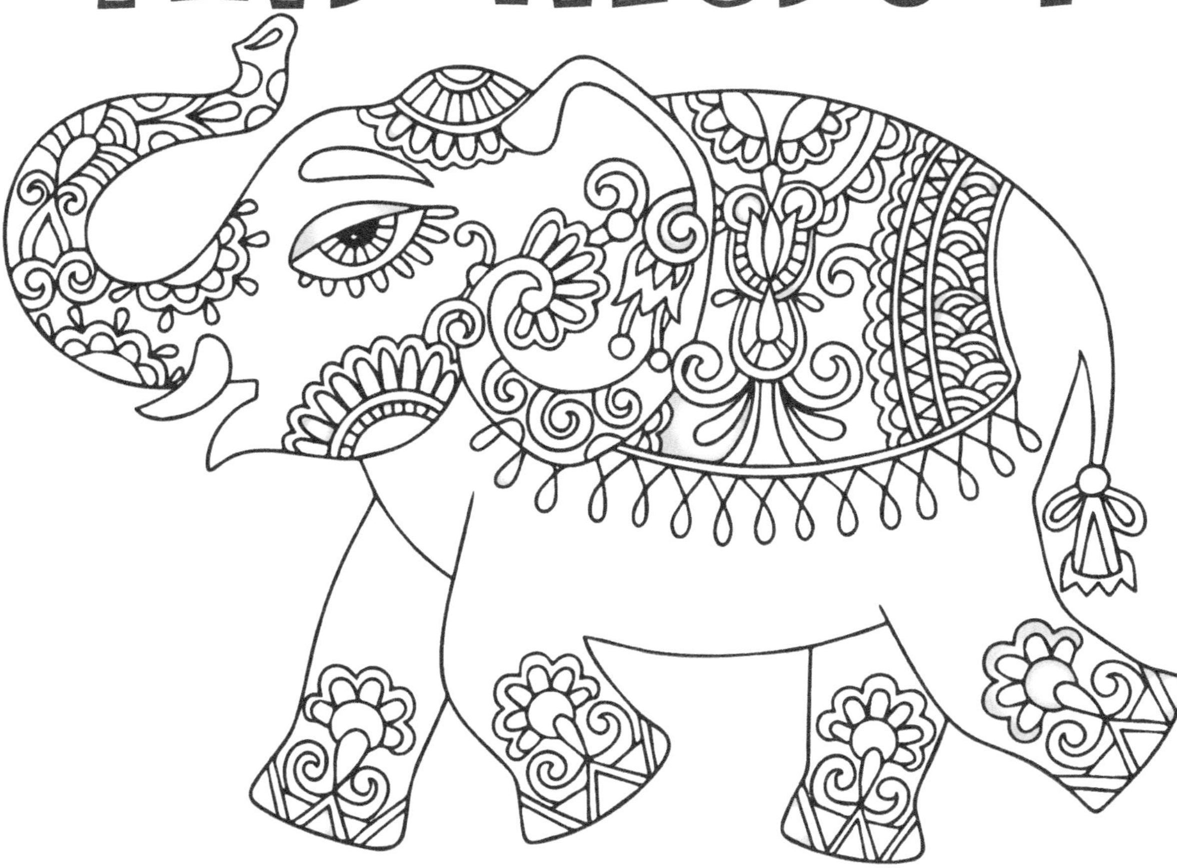

L'ancre

En PNL*, créer une ancre est un modèle de réponse à un stimulus, afin que vous ressentiez ce que vous voulez quand vous en avez besoin.

C'est un outil très puissant !

Voici comment procéder :

1. Déterminez comment vous voulez vous sentir. Par exemple, être détendu, ou être plus sûr de soi.

2. Rappelez-vous un moment précis où vous vous êtes senti vraiment détendu.

3. Choisissez un dispositif d'ancrage qui implique le toucher, par exemple en touchant votre pouce et votre index ensemble ou en pinçant le bout de votre petit doigt. Il doit s'agir d'un geste facile et discret.

4. Fermez les yeux. Rappelez-vous quand vous étiez si détendu, si bien. Où étiez-vous ? Avec qui étiez-vous ? Rappelez-vous chaque détail, les sons, les odeurs, la chaleur. Ressentez le calme de ce moment. Maintenant, faites votre geste d'ancrage, et continuez à ressentir le bonheur de ce moment. Restez ainsi aussi longtemps que vous le souhaitez, toujours les yeux fermés.

5. Répétez cet exercice tous les jours pendant au moins 2 semaines. Testez-le de temps en temps. Si vous commencez à vous sentir anxieux, faites votre geste d'ancrage. Si vous vous sentez mieux immédiatement, c'est bien. Sinon, continuez à faire cet exercice tous les jours jusqu'à ce que l'ancre fonctionne.

Créez votre ancre.

**Programmation neurolinguistique (PNL).*

Riddikulus !

" *Il souleva le couvercle, les lumières s'éteignirent et un froid glacial se répandit. Un cliquetis se fit entendre et une main pourrie se tendit vers lui.* "Harry Potter et le Prisonnier d'Azkaban.

Un Boggart est un non-être métamorphe amortel qui prend la forme de la pire peur de son observateur.

Riddikulus est un sort qui permet de vaincre un Boggart. Il fait prendre à la créature une forme humoristique pour le lanceur de sorts, lui ôtant sa capacité à terroriser.

Nous avons tous un boggart, ou même plusieurs. Au cours de notre vie, il prend des formes et des visages différents : Notre patron ou un collègue, ce type bizarre que l'on croise tous les matins dans le bus, voire parfois notre propre mère !

Il y a longtemps, j'ai eu une directrice tyrannique. J'étais jeune, et elle me faisait vraiment peur. J'ai commencé à l'imaginer comme un petit lutin, maquillé et portant une perruque blonde (probablement parce que le film Le Seigneur des anneaux venait de sortir). Chaque fois qu'elle venait vers moi, je me concentrais sur cette image. Cela ne l'a pas empêchée d'être une horrible personne, mais cela m'a aidé à avoir moins peur.

Dessinez votre Boggart « ridicule » (vous pouvez coller une photo de la personne, ou la dessiner, ou la décrire avec des mots). **Et faites en sorte qu'il ait l'air ridicule !**

Jin Shin Jyutsu

Le Jin Shin Jyutsu est une pratique japonaise.

Pour faire simple, **chaque doigt est lié à une émotion, et à un ou plusieurs organes.**

Pour soulager les émotions et se détendre, saisissez le doigt avec la main opposée en l'entourant de tous les doigts et du pouce (comme si vous teniez le guidon de votre vélo).

Maintenez le doigt fermement pendant 1 à 2 minutes.

Répétez avec chaque doigt OU Vous pouvez également vous concentrer sur un seul doigt.

Faites de même avec l'autre main.

Pour un soulagement général du stress, appuyez votre pouce au milieu de votre main pendant 2 minutes.

Faites-le tous les jours, et chaque fois que vous ressentez une émotion négative.

Majeur

Vésicule biliaire, foie

soulagement : circulation sanguine, maux de tête, inconforts oculaires

Annulaire

Poumon, gros intestin

soulagement : digestion, troubles respiratoires, malaises auditifs

Index

Vessie, Rein

soulagement : digestion, élimination, inconforts du poignet, du coude et du bras supérieur

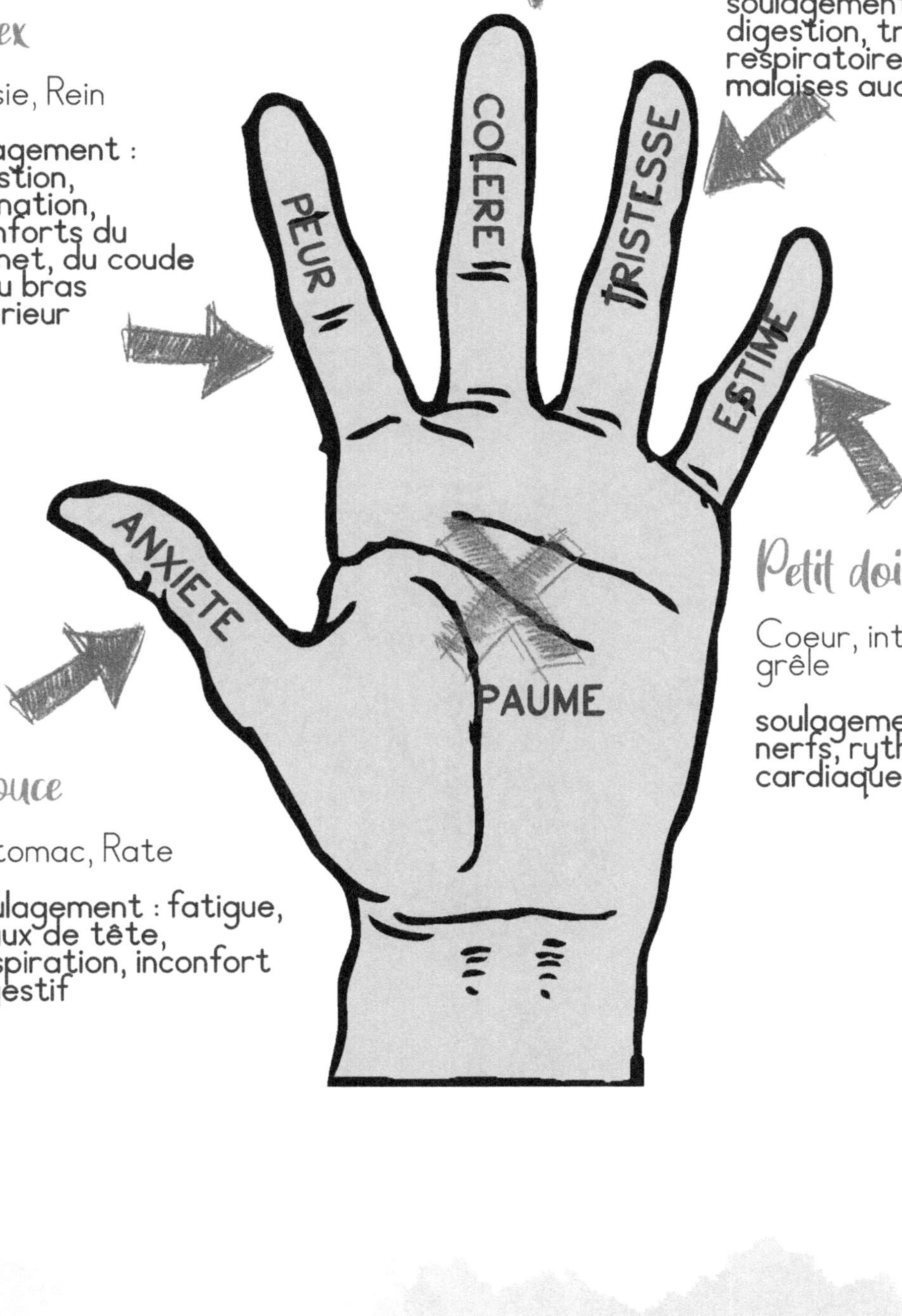

Petit doigt

Coeur, intestin grêle

soulagement : nerfs, rythme cardiaque.

Pouce

Estomac, Rate

soulagement : fatigue, maux de tête, respiration, inconfort digestif

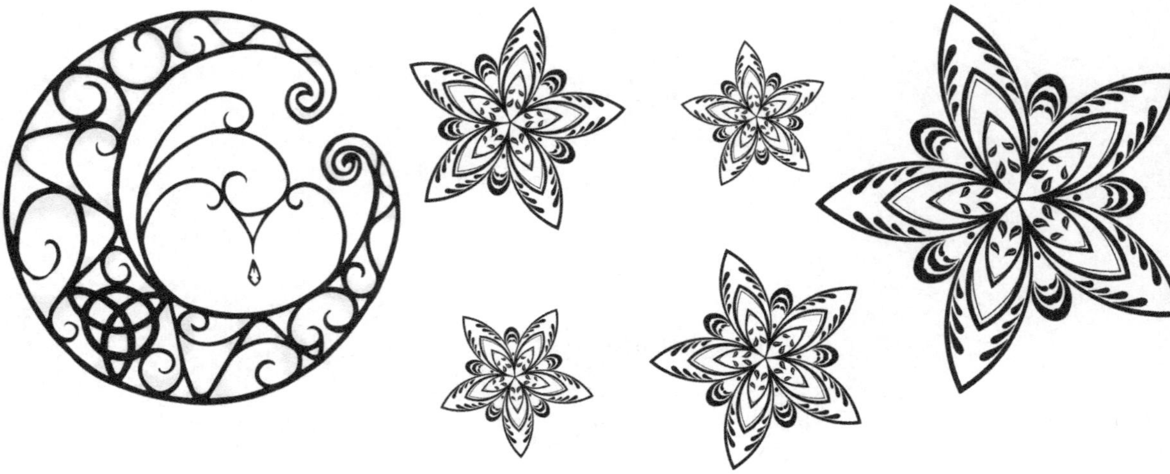

the distance between

dreams and reality

is called action

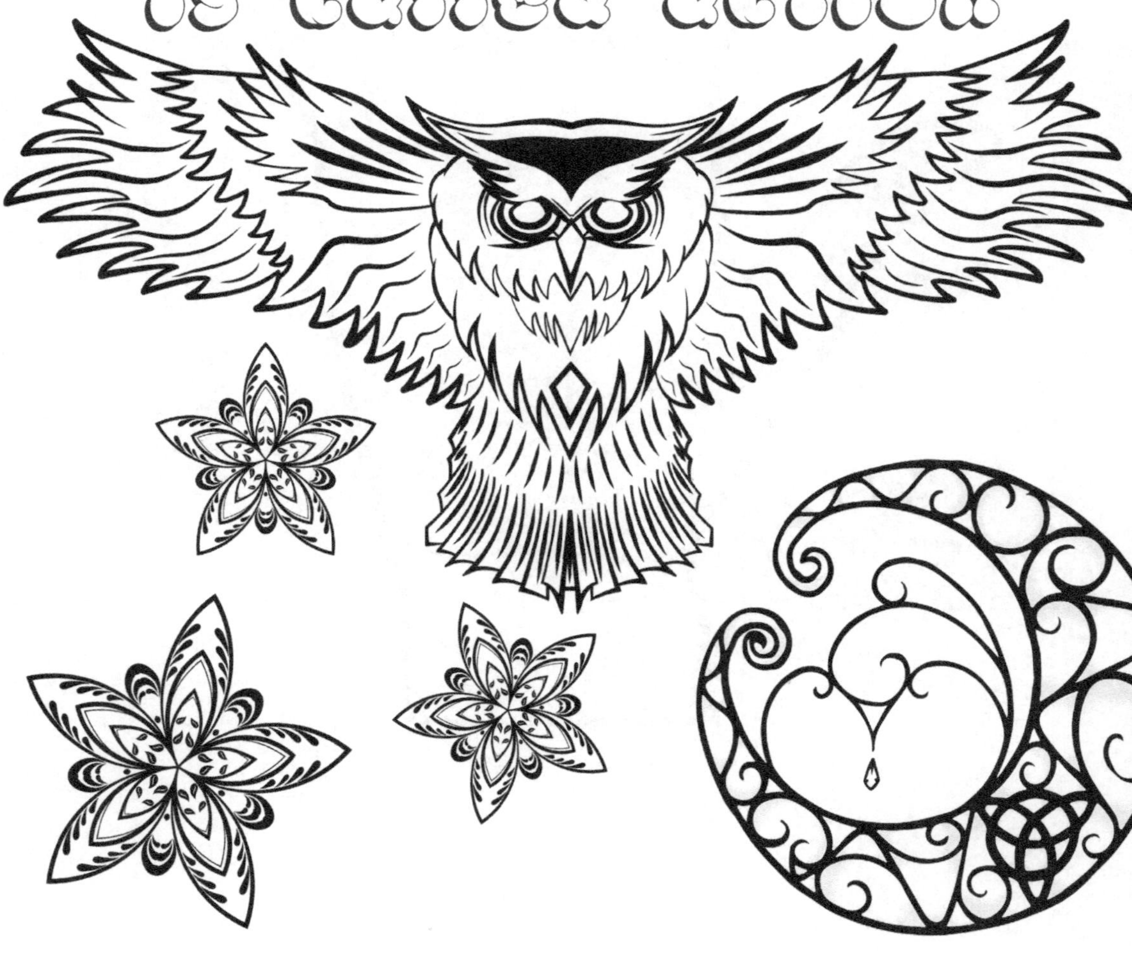

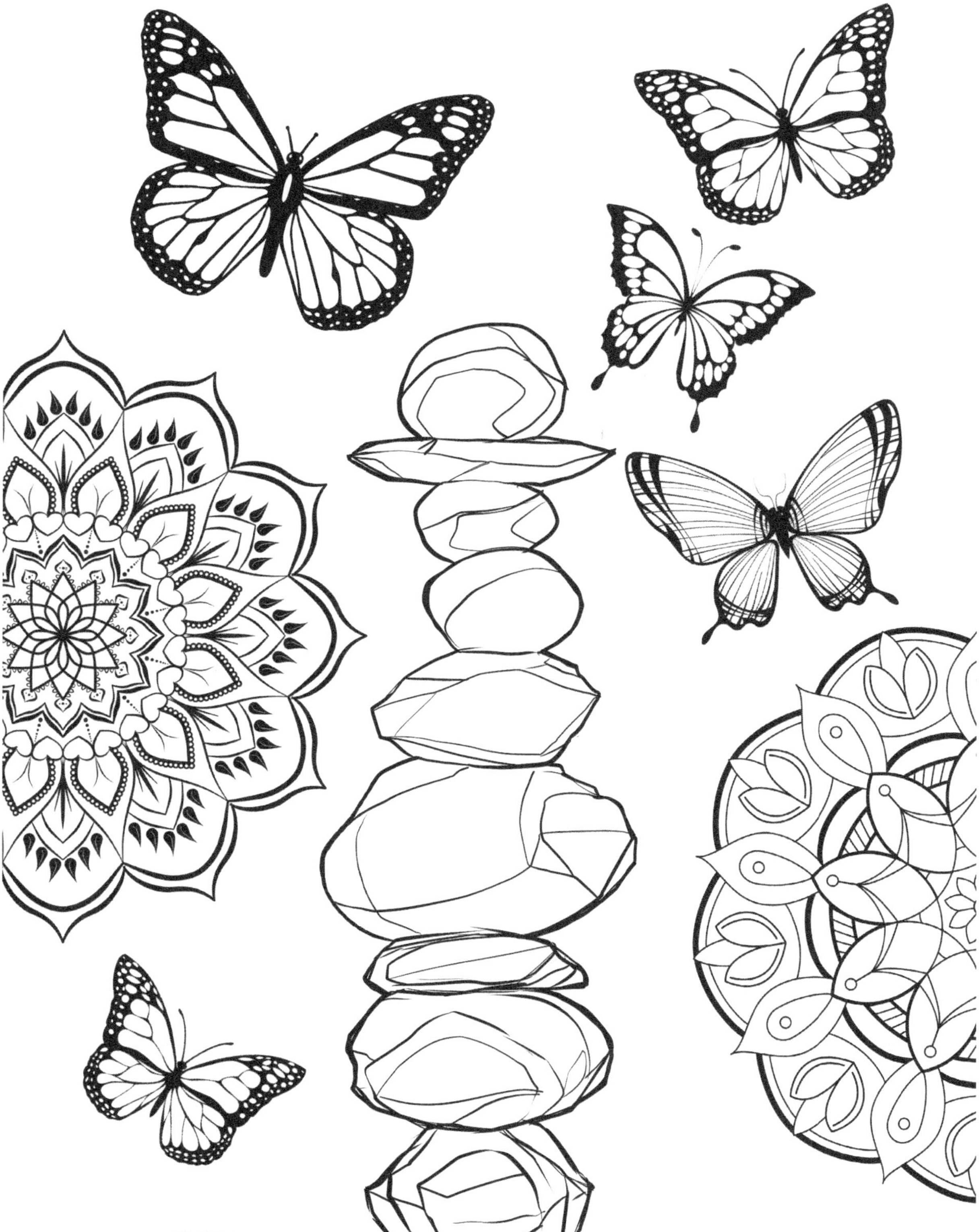

WHOEVER MOVES A MOUNTAIN STARTS WITH A SMALL STONE.

Et maintenant ?

C'est fini.

Vous avez atteint la fin.

La fin ? Vraiment ?

Non, pas vraiment... Vous allez devoir continuer seul.

Mais maintenant vous avez les outils pour gérer votre anxiété et lui dire "tais-toi".

Vous avez pu prendre conscience de vos peurs les plus profondes, de vos objectifs, et surtout de vos valeurs et qualités.

Mais n'oubliez pas : Il n'y a pas de miracles, pas de magie... Vous devez continuer à vous exercer, encore et encore. Continuer d'apprendre de nouvelles techniques ou de nouvelles approches, d'approfondir celles que vous connaissez et qui fonctionnent le mieux sur vous.

Rappelez-vous : L'anxiété ne vit que dans un futur hypothétique, incertain, voire totalement imaginaire.

Ne passez pas votre vie dans un monde qui n'existe pas. Vivez votre vie dans le présent.

Pour contacter l'auteur : thekarmafive@gmail.com

Les pages suivantes sont pour vous.

Expression libre !

Notez votre évolution par exemple. Ou parlez de situations dans lesquelles vous avez pu calmer votre anxiété.

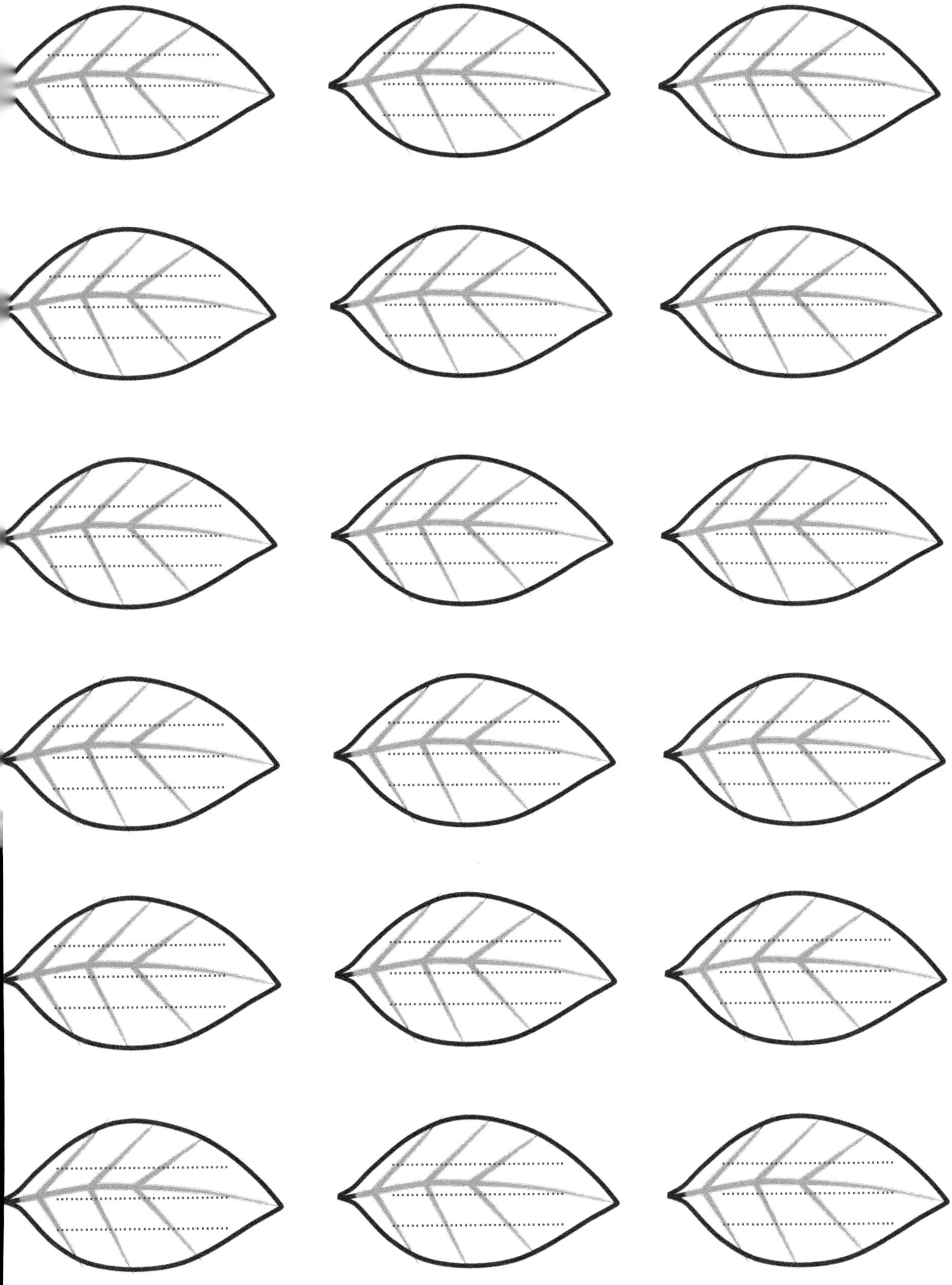

Printed in France by Amazon
Brétigny-sur-Orge, FR

14681207R00067